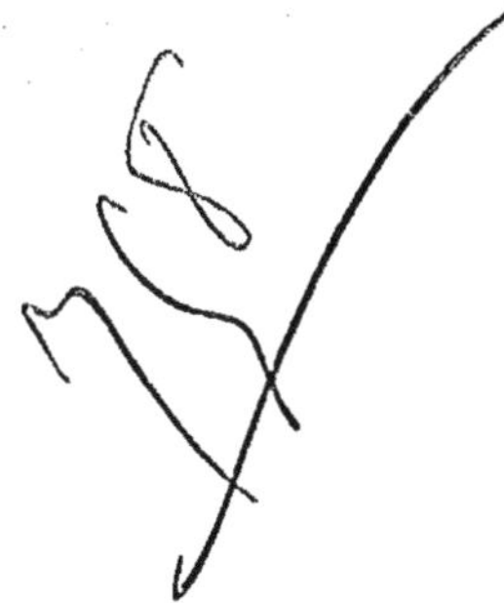

TRAITEMENT

DES

CYSTITES CHRONIQUES REBELLES CHEZ LA FEMME

PAR LE

CURETTAGE VÉSICAL PRATIQUÉ PAR LA VOIE URÉTHRALE

PAR

Henri COURSIER

Docteur en médecine de la Faculté de médecine de Paris
Ancien externe des hôpitaux
Médaille de bronze de l'Assistance publique

PARIS

G. STEINHEIL, ÉDITEUR

2, RUE CASIMIR-DELAVIGNE, 2

1894

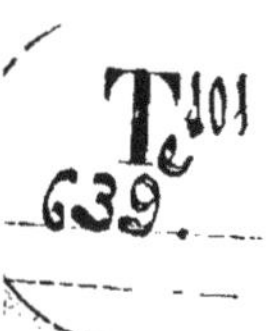

TRAITEMENT

DES

CYSTITES-CHRONIQUES REBELLES CHEZ LA FEMME

PAR LE

CURETTAGE VÉSICAL PRATIQUÉ PAR LA VOIE URÉTHRALE

IMPRIMERIE LEMALE ET Cie, HAVRE

TRAITEMENT

DES

CYSTITES CHRONIQUES REBELLES CHEZ LA FEMME

PAR LE

CURETTAGE VÉSICAL PRATIQUÉ PAR LA VOIE URÉTHRALE

PAR

Henri COURSIER

Docteur en médecine de la Faculté de médecine de Paris
Ancien externe des hôpitaux
Médaille de bronze de l'Assistance publique

PARIS

G. STEINHEIL, ÉDITEUR

2, RUE CASIMIR-DELAVIGNE, 2

1894

A LA MÉMOIRE DE MON PÈRE

A MA MÈRE

A MES FRÈRES

A MES AMIS

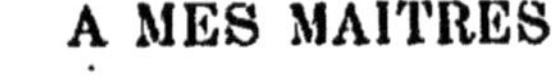

A MES MAITRES

TRAITEMENT

DES

CYSTITES CHRONIQUES REBELLES CHEZ LA FEMME

PAR LE

CURETTAGE VÉSICAL PRATIQUÉ PAR LA VOIE URÉTHRALE

———————

INTRODUCTION

L'intervention chirurgicale dans le traitement des cystites est une question qui a pris beaucoup d'importance depuis que notre maître, M. le professeur Guyon, a montré le premier, en 1885, qu'il était possible, à l'aide du curettage de la vessie, d'obtenir dans bien des cas la guérison de la tuberculose vésicale. Drainer la vessie, affirmait M. Guyon dès cette époque, est déjà un progrès considérable, mais ce n'est pas tout : nous avons affaire à une cystite et non à une cystalgie. Il faut faire plus : ce sont les lésions anatomiques qu'il s'agit de traiter. C'est dans ce but que notre maître pratiqua la taille hypogastrique. La méthode ne tarda pas à trouver de nombreux adhérents dans le monde médical et aujourd'hui la majorité des chirurgiens n'hésitent pas à recourir à la taille sus-pubienne parce qu'elle seule permet de bien voir et de traiter directement les lésions.

En raison de la localisation des lésions au pourtour du col et à son voisinage, en raison aussi de la brièveté et de la dilatation facile du canal de l'urèthre chez la femme, M. le professseur Guyon a été amené à penser qu'il serait peut-être possible d'arriver au même résultat en pratiquant, chez elle, le curettage par la voie uréthrale. Engagé dans cette voie, M. Guyon alla plus loin. Non content d'appliquer exclusivement ce traitement aux cystites tuberculeuses, il l'essaya dans certains autres cas de cystites rebelles, et alors que les moyens ordinaires de traitement restaient sans efficacité. Les résultats obtenus furent si concluants qu'il généralisa sa méthode à toute cystite chronique (tuberculeuse ou non) quand les moyens ordinaires de traitement (instillations de nitrate d'argent et de sublimé) restaient sans résultat.

M. le professeur Guyon a bien voulu nous permettre de démontrer et de mettre en lumière, dans notre thèse inaugurale, l'avantage de ce procédé qui se recommande par son innocuité, son exécution facile et son efficacité.

En faisant paraître ce travail sous le patronage de notre maître, nous sommes heureux de pouvoir lui exprimer tous nos sentiments de reconnaissance et de gratitude. Nous nous souviendrons toujours de l'accueil si bienveillant qu'il nous a toujours fait et nous continuerons de nous inspirer de son enseignement à la fois si large et si éclairé.

Nous ne laisserons point passer l'occasion qui nous est offerte ici d'adresser nos témoignages de respect et de gratitude aux excellents maîtres qui furent nos chefs pendant nos années d'externat dans les hôpitaux de Paris. Que M. le professeur Debove, M. le professeur agrégé Albert Robin, et M. le professeur agrégé Reclus, veuillent bien accepter les hommages respectueux de leur élève reconnaissant.

CHAPITRE PREMIER

Historique.

L'idée d'appliquer le traitement chirurgical comme
moyen de cure radicale de la cystite appartient à notre
maitre, M. le professeur Guyon. C'est lui qui le premier, en 1885, ouvrit, de parti pris, la vessie tuberculeuse par la taille hypogastrique. On trouve bien, épars
dans la littérature médicale, un certain nombre de faits
où cette opération fut pratiquée dans des cas analogues
(Iversen, Schatz, Eigenbrodt, Duplay), mais ce n'est pas
à la suite d'un diagnostic établi que l'intervention a eu
lieu. M. Guyon dit lui-même que l'idée d'intervenir de
cette façon lui paraît logique en raison du peu de profondeur des lésions, de la possibilité d'un diagnostic précoce
et de l'intégrité habituelle des reins chez l'adulte. Ces
données de date récente résultent d'ailleurs de travaux
nombreux dus presque tous à l'École de Necker (BIERRY,
Th. Paris, 1878 ; GUEBHARD, Th. Paris, 1879 ; TAPRET,
Th. Paris, 1879 ; GUYON, *Sem. méd.*, 1885 ; BOURSIER,
Th. Paris, 1885 ; CLADO, *Annales des mal. des org. génito-
urinaires,* 1887).

Les premiers essais de curettage de la vessie pratiqués
chez la femme par la voie uréthrale furent tentés par
M. le professeur Guyon en 1889. Les résultats heureux

qu'il obtint pour la cystite tuberculeuse l'engagèrent naturellement à étendre cette méthode au traitement des autres cystites chroniques.

Dans le courant de la même année M. Bazy (*Sem. méd.*, 1889) avait cherché à appliquer les opérations courantes dans la gynécologie moderne (curage, écouvillonnage de l'utérus) aux cystites rebelles compliquées de pseudo-membranes et de sécrétions abondantes, comme on en observe principalement chez les calculeux phosphatiques. Cet opérateur faisait le curage avec le lithotriteur à mors fenêtrés qu'il entr'ouvrait légèrement de façon à laisser un intervalle d'un centimètre environ entre les mors. Il le promenait ainsi ouvert sur le bas-fond, les parois latérales, et par quelques mouvements d'oscillation il cherchait à gratter la paroi postérieure.

Dans les cystites avec mucosités, M. Bazy proposait de remplacer le curage par l'écouvillonnage. Il a fait construire un écouvillon vésical qui consiste dans une sonde à petite courbure, présentant à son extrémité vésicale deux ouvertures très larges par lesquelles sortent les crins d'un écouvillon qu'on peut ainsi promener dans la vessie.

C'est dans le même but que Callionzis, d'Athènes (*Annales des voies urinaires*, 1889), pratiqua, quelque temps après, en mars 1889, la même opération dans un cas de cystite avec parois vésicales incrustées de phosphates.

Les résultats obtenus par ces deux opérateurs auraient été excellents. Le procédé, certes, est ingénieux, mais combien différent du vrai curettage, tel qu'on le pratique à Necker! Il ne vise, d'ailleurs, qu'une variété de cystite, la cystite des calculeux pour laquelle M. Guyon n'a jamais eu besoin de recourir au curettage vésical.

En mai 1890, le Dr Battle (*Annales des voies urinaires*, 1890), rapportait à la Société clinique de Londres le cas d'une femme de 20 ans chez laquelle l'endoscope aurait fait reconnaître l'existence d'une ulcération de cinq centimètres de diamètre qu'il croyait d'origine tuberculeuse. Le grattage de l'ulcération fut pratiqué au moyen de la curette de Volkmann introduite par l'urèthre. L'amélioration consécutive aurait été peu considérable. On ouvrit alors la vessie par la région hypogastrique. On racla de nouveau l'ulcération avec la curette tranchante. A partir de ce moment, la guérison fut rapide. Notons que le Dr Battle n'avait pu trouver de bacilles tuberculeux ni dans l'urine de la malade, ni dans les produits de raclage.

Est-ce l'insuccès relatif de cette première tentative de curettage par l'urèthre qui découragea l'auteur anglais et ceux qui auraient voulu l'imiter? Nous ne savons. Toujours est-il que depuis ce fait isolé de Battle, nous n'avons pas vu signalés dans la littérature médicale anglaise d'autres cas de curettage.

Le 7 avril 1893, le Dr Vigneron, de Marseille, fit une communication au *Congrès de chirurgie* au sujet des résultats obtenus par M. le professeur Guyon dans le traitement de la tuberculose de la vessie ; il cita trois cas de cystite tuberculeuse traités par le curettage pratiqué par l'urèthre (voir obs. I, II et V).

Enfin, nous signalerons un article du Dr Verhoogen,
de Bruxelles, paru le 15 juin 1893 dans les *Annales de
la Société belge de chirurgie*, où il déclare avoir fait
quatre fois le curettage de la vessie, chez la femme, en
passant par l'urèthre (voir obs. XXI, XXII, XXIII
et XXIV).

CHAPITRE II

Curettage vésical.

NOTIONS PRÉLIMINAIRES

Avant d'exposer le manuel opératoire du curettage de la vessie, il nous a semblé utile de rappeler certaines notions d'anatomie pathologique et de physiologie vésicale puisées dans l'enseignement journalier de notre maître, M. le professeur Guyon. Ce sont ces connaissances, assez récentes d'ailleurs, qui légitiment l'intervention chirurgicale, en font présager à l'avance l'efficacité et deviennent pour l'opérateur un guide sûr et pratique.

Voyons d'abord quel est le **siège** des lésions dans la tuberculose vésicale et dans les cystites chroniques :

Des recherches intéressantes qu'a faites M. Clado sur l'anatomie pathologique de la tuberculose vésicale, il résulte que le SIÈGE principal et presque exclusif des lésions est la *membrane muqueuse*. « Il suffit, dit-il,
« d'observer une vessie tuberculeuse pour se convaincre
« que la granulation prend son origine dans la muqueuse
« même et particulièrement dans la partie du tissu mu-
« queux qui est en contact avec l'épithélium de la vessie,
« en d'autres termes dans les couches les plus superfi-
« cielles. Quand on observe une vessie dans laquelle
« l'ulcération ne s'est pas encore produite, on voit que

« les granulations, pour peu qu'elles soient un peu volu-
« mineuses (grain de millet, pépin de raisin), font une
« saillie très appréciable à la surface de la muqueuse.

« Dans les vessies ulcérées, il peut y avoir des ulcé-
« rations assez profondes pour entourer et même dépasser
« le muscle vésical. Mais toujours à côté d'elles on voit
« d'autres ulcérations plus ou moins grandes qui sem-
« blent produites par un coup d'ongle ; tellement
« superficielles qu'elles entament à peine une partie de
« la muqueuse. Il existe des cas où les ulcérations
« tuberculeuses ne dépassent nullement le tissu propre
« de la muqueuse.

« Quand on examine au microscope des coupes de
« vessie tuberculeuse passant soit au niveau d'un tuber-
« cule non ulcéré, soit au niveau d'une ulcération
« superficielle de la muqueuse, on peut voir que la
« granulation se développe immédiatement sous l'épithé-
« lium et vient faire saillie dans la cavité vésicale. Sur
« ce point l'épithélium a disparu.

« Sous le tubercule le tissu de la muqueuse peut être
« presque normal ou épaissi. En d'autres termes, le
« tubercule au commencement de son développement,
« n'occupe pas la couche profonde de la muqueuse.

« Si la coupe passe au niveau d'une ulcération, on
« peut encore voir que celle-ci occupe (comme la granu-
« lation qui lui a donné naissance) le même siège que
« lui. »

Dans la cystite chronique, comme dans la cystite
tuberculeuse, la muqueuse est encore le siège presque
exclusif des lésions. Notons en passant sa *consistance :*

elle est ramollie et se déchire facilement quand on essaye
de racler sa surface à l'aide d'un instrument tranchant et
même à l'aide du manche d'un scalpel. Notons encore
l'*épaisseur* de cette muqueuse, *son peu d'adhérence* à la
couche sous-jacente et enfin ses diverses *productions*
(fausses membranes, granulations, villosités, excrois-
sances).

Voyons maintenant quelle est la DISTRIBUTION TOPO-
GRAPHIQUE des lésions.

Les lésions ne sont pas dispersées au hasard ; elles
affectent au contraire une prédilection marquée pour
certaines régions de la vessie et de l'urèthre, telles que
l'embouchure des uretères, le trigone, le col de la vessie
et l'urèthre postérieur. Lorsqu'elles sont étendues à
toute la surface de l'organe, ce qui est exceptionnel,
c'est dans ces derniers points, et *surtout au niveau du
col*, qu'elles sont à la fois plus nombreuses, plus anciennes et plus avancées dans leur évolution. (Guyon.)

La conclusion pratique qui découle tout naturellement de ces constatations, c'est la possibilité d'atteindre
et de curetter les parties malades, attendu qu'elles sont
très superficielles et peu éloignées du col.

Ajoutons enfin que dans la tuberculose la maladie
affecte sinon plus fréquemment au moins aussi souvent
la vessie que le rein et que celui-ci est rarement le siège
initial des lésions (Guyon). On comprend donc maintenant qu'il est permis au chirurgien de tenter dans certains cas, et avec chances de succès, la cure radicale de
la cystite tuberculeuse.

Les détails dans lesquels nous venons d'entrer font

déjà prévoir qu'il sera le plus souvent inutile de faire un curettage *total* de la vessie. Le voudrait-on d'ailleurs qu'il serait impossible de le faire d'une façon efficace en passant par l'urèthre, surtout si l'on opérait sur la vessie pleine. Dans cet état, la paroi vésicale ne forme pas un plan résistant, elle cède sous la pression de la curette, de telle sorte que, faute d'appui, un curettage pratiqué dans ces conditions serait illusoire. Il n'en est plus de même heureusement quand on opère sur la *vessie vide*, grâce aux changements de forme et de rapports qu'elle subit dans ce nouvel état.

L'étude de la physiologie vésicale nous apprend, en effet, que le diamètre transversal de la vessie est presque toujours constant et qu'il est le seul qui persiste pendant l'état de vacuité de cet organe. Pour chasser l'urine à l'extérieur, le fond de la vessie s'avance vers le col, jusqu'à ce qu'il s'y applique, tandis que son sommet s'abaisse et son fond se soulève. Mais l'effacement complet de la cavité est surtout accompli lorsque la paroi postérieure s'est appliquée contre l'antérieure. Selon l'ingénieuse comparaison de M. Guyon, « ce sont deux mains qui se juxtaposent l'une à l'autre en s'appliquant étroitement par leur face palmaire, ce n'est pas un poing qui se ferme. C'est aussi l'opinion de M. le professeur Sappey. Dans l'état de vacuité, dit-il, la surface interne de la vessie présente deux faces et trois bords. Les deux faces sont triangulaires et appliquées l'une à l'autre ; la face antérieure est cachée derrière le pubis, la face postérieure est en rapport avec la paroi vaginale antérieure et l'utérus.

Supposons maintenant que, la vessie étant complètement vide, on introduise un ou deux doigts dans
la cavité vaginale, en refoulant en haut et en avant
le cul-de-sac antérieur, on réalise ainsi en grande partie
le point d'appui qui manquait à la face postérieure. Nous
pourrons donc désormais curetter la face antérieure sur
le pubis et la face postérieure sur le doigt introduit dans
la cavité vaginale.

Restent le sommet et les bords latéraux où le curettage sera moins efficace, mais nous venons de voir que
les lésions, quand elles y existent, y sont toujours moins
nombreuses et moins accentuées.

CHAPITRE III

Manuel opératoire.

L'arsenal chirurgical pour pratiquer le curettage vésical est des plus simples. Il suffit d'une curette tranchante
de Volkmann de dimension ordinaire, d'une grosse
sonde évacuatrice en métal et d'une seringue pour le
lavage.

On ne pourrait guère se passer de l'anesthésie chloroformique pour cette opération.

La malade étant mise dans la situation classique de
la taille périnéale, on fait l'antisepsie de la vulve et du
vagin ; puis on introduit la grosse sonde évacuatrice : on
lave largement la vessie avec plusieurs seringues d'un
mélange antiseptique. M. Guyon emploie la solution
suivante :

> Liqueur de Van Swieten.............. 1 partie.
> Solution concentrée d'acide borique.... 2 parties.

Le liquide sera poussé avec une certaine force afin
d'assurer un lavage efficace. Puis la vessie étant complètement vidée — nous avons expliqué précédemment pourquoi il est nécessaire d'opérer sur la vessie vide — on
introduit l'index de la main gauche dans le vagin et on
fait pénétrer la curette par le canal de l'urèthre. Le doigt

appliqué profondément sur la face antérieure du vagin servira de plan résistant le long duquel on promènera la curette d'arrière en avant. Il est nécessaire de racler avec une certaine force.

On pourrait craindre de perforer la vessie, mais il ne faut pas s'en inquiéter outre mesure ; il faudrait en effet exercer une violence assez considérable ou se livrer à des manœuvres bien maladroites pour avoir réellement à redouter cet accident.

Il est bon au commencement du grattage de retirer la curette en amenant à l'extérieur les débris muqueux enlevés : on se rendra compte ainsi de l'effet du raclage et du degré de pression qu'on doit développer pour arriver au résultat cherché.

Ce premier curettage terminé, on introduit la sonde évacuatrice et l'on fait un abondant lavage de la cavité vésicale pour enlever tous les débris. Puis on réintroduit la curette et l'on répète l'opération pour la face antérieure, le pourtour du col et la paroi supérieure de l'urè·thre. On termine enfin par un dernier lavage, cette fois très abondant, car il s'agit de chasser entièrement de la vessie les débris de muqueuse, les fongosités et les caillots sanguins qui, en s'y accumulant et en y subissant la décomposition putride, pourraient être dans la suite une nouvelle source d'infection. Le premier jet de lavage est en général fortement teinté de sang, mais peu à peu, le liquide reprend sa coloration normale. M. le professeur Guyon faisait suivre autrefois le curettage de lavages à la glycérine créosotée à 1/100. Il préfère maintenant le mélange que nous avons mentionné. Il a également supprimé les instillations au nitrate d'argent et au sublimé qu'il avait coutume d'employer quelques jours après l'opération, car il a observé que ces instillations sont généralement mal supportées ; les cystites douloureuses n'aiment pas les interventions répétées.

L'opération est terminée. On place une sonde à demeure de Pezzer, et la malade réveillée est transportée dans son lit.

Les *suites* opératoires sont simples. M. le professeur Guyon n'a jamais vu survenir à la suite d'un curettage une hémorrhagie de quelque gravité. Deux fois seulement chez des tuberculeux, l'écoulement sanguin fut un peu abondant au début, mais il fut arrêté facilement par des lavages d'antipyrine à 1/25.

Le curettage vésical, pratiqué dans les conditions d'antisepsie que nous venons d'indiquer, n'a jamais amené à sa suite d'élévation de température.

Quant aux *soins consécutifs*, ils sont aussi des plus simples ; le point important est de *veiller au bon fonctionnement de la sonde à demeure*. Il n'est pas rare, surtout dans les cystites à forme hémorrhagique, de voir la sonde obstruée par un caillot sanguin. Il suffit dans ce cas d'injecter un peu d'eau boriquée par la sonde à demeure pour rétablir aussitôt son fonctionnement.

Il est important que la malade conserve la sonde à demeure pendant dix ou quinze jours. Il est ordinaire de voir, au bout de quelques jours, la sonde irriter la vessie et le canal de l'urèthre. Quelle que soit la cause de cette irritation et de la douleur qu'elle occasionne, il suffit habituellement, pour la faire cesser, de remplacer la sonde ancienne par une nouvelle, ce qui se fait du reste avec la plus grande facilité.

En terminant l'exposition du procédé opératoire de M. le professeur Guyon, il nous a paru utile de répondre à deux objections qui ont une certaine valeur et ne pourraient manquer de se produire :

A. — L'amélioration constatée à la suite du curettage ne pourrait-elle pas être mise sur le compte des grands lavages (sublimé et acide borique) que l'on pratique dans la vessie à la suite de l'opération ?

B. — Ne serait-elle pas due aussi pour une grande part à la sonde à demeure ?

Nous répondrons facilement à la première objection en disant que M. Guyon a précisément essayé autrefois les grandes irritations de la vessie avec une solution à 1/1000 sans obtenir de résultats favorables. Il en est de même pour toute espèce des lavages lesquels mettant en tension la capacité pathologique de la vessie en aggravent les phénomènes douloureux. La question nous semble donc jugée à ce point de vue.

Quant à attribuer à la sonde de Pezzer les succès obtenus, il n'y faut pas songer davantage, par la bonne raison que l'amélioration persiste après l'enlèvement de la sonde.

OBSERVATIONS

Obs. I. — *Cystite tuberculeuse. Reins tuberculeux. Curettage par l'urèthre. Amélioration passagère. Néphrotomie. Mort.* (Thèse de Vigneron, 1892.)

Lef..., entre à 22 ans, le 19 novembre 1890, dans la salle Laugier, sans antécédents tuberculeux, mal réglée depuis l'âge de 14 ans. Elle souffre depuis un an dans le bas-ventre ; mictions douloureuses et fréquentes ; depuis trois mois, urines troubles, parfois un peu sanglantes à la fin de la miction ; quelques douleurs rénales du côté gauche. A son entrée elle urine sept à huit fois jour et nuit ; vessie sensible au contact et à la distension à partir de 70 grammes.

Les *deux reins*, surtout le gauche, sont *sensibles* à la pression, ils sont un peu *augmentés de volume* et mobiles.

État général assez bon. Poumons sains. Urines : 1,350 gr. par vingt quatre heures, pâles, troubles, avec abondant dépôt de pus. Leucocytes nombreux, quelques hématies et des cellules épithéliales. Pas de cylindres rénaux ; nombreux bacilles de Koch. Urée : 16 gr. 91 par litre. Légèrement acides.

Instillations de sublimé à 1/5000.

Du 11 décembre au 7 janvier, M. le professeur Guyon fait pratiquer cinq injections de lymphe de Koch, aucune amélioration. Au début de février, l'état général devient plus mauvais ; vomissements, inappétence, faiblesse extrême, pas de sommeil ; température : 38° environ. La miction restant toujours aussi fréquente et douloureuse, M. le professeur Guyon pratique, le 18 *février*, le *curettage vésical* avec la

curette de Wolkmann introduite par l'urèthre ; à la suite, abondant lavage à la glycérine créosotée à 1/100.

Pas de suites, mais peu d'amélioration. Les urines restent
modérément sanglantes pendant quatre ou cinq jours. Au bout
d'une dizaine de jours *la fréquence diminue un peu.*

1er mars. Température s'élève le soir, douleurs lombaires plus
vives du côté droit.

5 mars. Rein droit très sensible à la pression, va jusqu'au
niveau de l'ombilic en bas, jusqu'à la ligne blanche en dedans.
Ballottement très net. Trajet de l'uretère sensible.

A partir de ce moment l'état général s'aggrave, la température du soir atteint presque toujours 39°, la malade vomit tout
ce qu'elle prend ; elle maigrit, souffre plus de son rein que de sa
vessie. A plusieurs reprises on peut constater des variations de
deux travers de doigt dans le volume du rein. L'augmentation
de volume correspond toujours à une température plus élevée,
à des vomissements continus, à des douleurs très vives, irra-
diées le long de l'uretère jusqu'à la cuisse, avec diminution de
pus dans l'urine. Quand au contraire le volume du rein diminue,
le pus augmente et la malade se sent mieux. La température
n'atteint jamais la normale le soir. On attend une amélioration
dans l'état général pour pouvoir intervenir.

Le 28. Depuis quatre ou cinq jours la température ne dépasse
plus 38°. Mictions toutes les heures environ, parfois même
moins fréquentes, avec douleur très supportable et de courte
durée; par contre, douleur continue dans la région lombaire
droite avec, par moments, des élancements très violents qui
s'irradient en bas le long de l'uretère. Rein très sensible à la
pression ; la palpation de la fosse lombaire en arrière est plus
douloureuse que celle de la paroi abdominale en avant. Le
ballottement est très net; le rein dépasse un peu la ligne blanche à gauche ; il arrive en bas à l'ombilic. La quantité d'urine
diminue beaucoup : 800 grammes environ par vingt-quatre
heures avec un dépôt purulent de 200 à 250 gr. On ne sent pas
la pointe du rein gauche.

Néphrotomie, le 28 mars 1891. — Technique ordinaire. La cavité rénale semble assez régulière et pas très vaste ; elle a donné environ 60 grammes de liquide. On ne sent pas d'autre foyer. Mèche de gaz iodoformée enfoncée dans la caverne rénale.

L'opération a fait perdre très peu de sang à la malade, malgré la grande vascularisation de tous les tissus ; le pouls est très faible ; mais la respiration est restée très régulière.

Suites : Longue à se réveiller; pouls petit, régulier, injections d'éther et champagne glacé. Vomissements dans la journée. On doit sonder la malade ; urine presque claire; température, soir, 37°,6.

Le lendemain, vomissements ; facies fatigué, elle n'a pas dormi ; le pouls reste petit, 112. Pansement salé, sérosité et urine ; pas de sang. La gaze du rein retirée, il s'écoule un peu de sang noirâtre, puis environ 50 gr. de pus plus épais que celui de la veille. Lavage de la cavité rénale dans laquelle on introduit un drain aussi gros que possible ; pas d'hémorrhagie. Pansement à la gaze iodoformée ; 500 gr. d'urine depuis la veille. Température matin, 36°,6 ; température soir, 37°,5.

La malade s'affaiblit pendant la journée du 29 et la nuit suivante, elle ne se plaint pas. Dans la nuit, délire tranquille. *Mort* le 30 mars, à 8 heures du matin.

Autopsie. — Pas de tuberculose en dehors de l'appareil urinaire. Poumons sains. Foie gras, très gros. Vessie petite, rétractée, à parois modérément épaisses. Surface interne, rouge violacé, tomenteuse, *avec aspect de cystite chronique ancienne, sans lésions tuberculeuses à l'œil nu.*

Rein et uretère gauche sains. Substance du rein pâle, anémiée. Uretère droit, volumineux, du volume du petit doigt, adhérent dans toute son étendue. Sa surface interne est blanchâtre, à aspect caséeux : ses parois sont très épaisses. Rein droit énorme. Dans la partie supérieure du rein, plusieurs gros foyers non évacués. La veine cave et la deuxième portion du duodénum sont adhérentes au bord interne du rein. Les foyers

purulents rénaux ont une surface interne tomenteuse, irrégulière, d'aspect tuberculeux. Ils sont situés dans les calices,
s'ouvrant dans le bassinet ; il n'y en a pas d'isolés dans le
parenchyme. On n'a pas retrouvé de baccilles dans le pus
évacué ou moment de l'opération. (Pièce 295 du Musée.)

Obs. II. — *Cystite tuberculeuse. Tuberculose rénale. Deux
curettages par l'urèthre. Amélioration passagère. Néphrotomie. Mort.* (Thèse de Vigneron, 1892.)

Lucie M..., 25 ans, domestique, entre le 22 janvier 1891 à la
salle Laugier ; aucun antécédent héréditaire. Réglée à 15 ans.
Dès l'âge de 17 ans elle ressent des douleurs aiguës à l'hypogastre. A 19 ans, une légère et courte hématurie survient sans
cause en même temps que des douleurs rénales à droite. Il y a onze
mois, fréquence de la miction qui devient douloureuse. Un mois
après (à la suite d'un voyage pendant lequel elle retient l'envie
d'uriner) elle arriva à Paris où M. Guiard la soulage par des
instillations et des suppositoires calmants. Depuis deux mois,
douleurs plus intenses que jamais et mictions impérieuses, fréquentes (toutes les quelques minutes), surtout la nuit ; douleurs
même après l'émission de l'urine. Douleurs rénales. Urines
troubles. Depuis trois semaines, fièvre. Ces phénomènes persistent à son entrée, elle urine toutes les cinq minutes, au prix
de douleurs qui lui arrachent des cris.

Vessie très sensible à tous les modes d'exploration : toucher
hypogastrique et vaginal, contact de l'explorateur. Douleur à
la distension à 30 grammes.

Reins sensibles, surtout le gauche ; ce dernier est *augmenté
de volume.* Les *uretères* sont douloureux, mais on ne peut les
sentir par la palpation ni par le toucher.

Urines : 1,750 gr., troubles avec dépôt ; leucocytes très abondants ; nombreux globules graisseux ; cellules épithéliales du
vagin et de la vessie. Faisceaux de bacilles de Koch.

L'état général n'est pas trop détérioré ; pas de fièvre pour le
moment. Rien aux poumons.

Traitement. — Suppositoires iodoformés, pilules créosotées, bains salés. Aucune amélioration.

18 février 1891. *Curettage vésical* par la voie uréthrale. Anesthésie. Lavages à la glycérine créosotée 1/100.

24 février. Depuis hier les urines sont plus sanglantes. *Pas de fièvre depuis l'intervention ; la miction n'a lieu que toutes les 30 à 40 minutes, elle est beaucoup moins douloureuse.* Absence des bacilles de Koch à l'examen bactériologique.

7 mars. *L'amélioration se maintient ;* la malade reste 50 minutes sans uriner ; des instillations de violet de méthyle à 1/1000 provoquent de très vives douleurs pendant trois heures et rendent les mictions plus fréquentes. Ce traitement est abandonné.

15 avril. Mictions toutes les 40 à 50 minutes ; capacité vésicale : 60 gr.

Un second curettage fait le 24 avril, suivi de lavages de solution de sublimé à 1/1000, ramène encore la miction toutes les 15 minutes environ avec douleur très violente. Puis la fréquence diminue pour reparaître encore avec les douleurs vers la fin de mai ; pas de température, mais l'état général faiblit manifestement ; pas de douleurs lombaires. Les symptômes vésicaux semblant prédominer, décident M. le professeur Guyon à agir encore le 30.

Juin 1891. *Taille hypogastrique* sur le lit de Trendelenburg ; muqueuse vésicale fongueuse et ulcérée, on voit entre autres, au niveau du bas-fond, *deux ulcérations très larges et très profondes semblant sur le point d'amener une perforation.* Une sonde-bougie n° 12 ayant montré la perméabilité des uretères, on introduit dans chacun d'eux, au moyen d'un mandrin recourbé, une des sondes urétérales de Pezzer, sonde en caoutchouc de 50 centim. de long, dont le renflement terminal répond au n° 15 de la filière Charrière. Ces sondes sont introduites à une profondeur de 4 centim. Leur extrémité libre ressort par l'urèthre.

L'uretère droit a été trouvé assez facilement grâce à la position déclive de la malade et à l'éclairage électrique ; d'ailleurs on voit sourdre l'urine.

A gauche au contraire, l'uretère, au niveau des lésions vésicales plus prononcées, est plus difficile à trouver. Toute la portion malade de la muqueuse, c'est-à-dire tout le trigone dans la moitié gauche de la vessie couverte de granulations, est touchée au fer rouge. Poudre d'iodoforme dans la vessie qui ne saigne plus. Tamponnement de la vessie à la gaze iodoformée après suture de la plaie vésicale à la paroi abdominale. Sutures musculaires et cutanées, tamponnement vaginal à la gaze. Les pavillons des deux sondes sont amenés à travers de l'ouate dans deux ballons stérilisés de façon á recueillir séparément l'urine de chacun des deux reins. La sonde droite commence à fonctionner au bout de 7 à 8 minutes, celle de gauche met un peu plus de temps.

Suites très simples. Température, 37°,5.

Les *douleurs vésicales disparaissent totalement*, la malade est enchantée. Les urines du rein gauche sont moins abondantes, plus purulentes, renferment moins d'urée et d'acide phosphorique que celles du rein droit ; rapidement, la quantité d'urine augmente à gauche, devient moins purulente, pendant que l'urée est en plus forte proportion. Le rein gauche fonctionne donc mieux depuis qu'il se vide facilement.

A droite, la proportion d'urée et d'acide phosphorique est assez grande.

L'injection de quelques grammes d'eau boriquée dans les sondes urétérales est douloureuse à gauche, pas à droite.

Les sondes urétérales restent placées et très bien tolérées, jusqu'à leur expulsion spontanée, celle de gauche le neuvième jour, la seconde le onzième. Une sonde de Pezzer est mise dans la vessie et sans qu'on cherche à la provoquer ; la cicatrisation de la vessie est totale, malgré les sutures à la paroi abdominale, en 26 jours.

Au commencement d'octobre, l'état de la malade est à nouveau bien précaire. Urines très purulentes ; miction toutes les

45 à 50 minutes, nuit et jour, avec douleur tolérable, il est vrai ; parfois douleurs lombaires sourdes à gauche ; température élevée le soir, pas d'appétit, amaigrissement. Peu à peu, le rein gauche a grossi, actuellement il atteint le niveau de l'ombilic, ballottement très net. On sent à peine le rein droit.

Néphrotomie, 13 octobre. — L'état général amène à une nouvelle intervention du côté du rein cette fois. Incision lombaire, etc... (Albarran). Rein lisse, non fluctuant, donne une petite quantité de pus caséeux. Incision du rein de 4 centim. et demi environ. Le doigt pénètre dans une caverne peu volumineuse, mais très irrégulière. Le pus évacué du rein ne contient pas de bacilles tuberculeux.

Suites opératoires normales : chute de la température ; pas de douleur, urines moins purulentes, suppuration abondante par la plaie. Au bout de trois jours d'amélioration notable, la température s'élève à nouveau et l'état général reste très bas. Transpiration abondante ; pas d'appétit.

Cét état persiste à la fin de novembre 1891 ; grandes oscillations de la température, suppuration rénale un peu moins abondante, urines encore très purulentes ; mictions, 25 à 30 fois en 24 heures avec un certain degré de douleur.

En décembre, le rein droit commence à augmenter manifestement de volume ; dans la suite, il est à son tour le siège de rétention.

L'état général s'affaiblit progressivement et la quantité d'urine des 24 heures va en diminuant. La malade meurt, ces jours-ci, au début de juin 1892, avec de l'œdème des jambes, du délire tranquille, n'urinant depuis quelques jours qu'un peu de pus presque pur.

L'autopsie ne put être faite.

Obs. III. — *Cystite tuberculeuse. Curettée par l'urèthre à deux reprises. Pas de résultat. Mort un an après.*

Léonie L..., 34 ans, cuisinière. Entrée le 19 juin 1890, salle Laugier. Diagnostic : cystite tuberculeuse.

20 janvier 1891. *Curettage vésical*, par l'urèthre.

Amélioration passagère.

7 juillet. Deuxième curettage vésical par l'urèthre.

Pas d'amélioration durable.

18 avril 1892. Sort de l'hôpital.

Cette malade, sortie de la clinique peu améliorée, fut obligée de rentrer à l'hôpital de Mondoutleau (Loiret), où elle est morte le 19 juillet 1892, un an après le deuxième curettage.

Obs. IV. — *Cystite tuberculeuse. Tuberculose pulmonaire. Curettage vésical par l'urèthre. Amélioration. Mort deux ans après de tuberculose pulmonaire.*

Eugénie C. ., domestique, âgée de 30 ans. Entre le 15 avril 1891 avec des symptômes de cystite. L'examen des urines démontra la présence de ba:illes de Koch. Instillations de sublimé à 1/5000 ne donnent aucun résultat.

Curettage vésical par l'urèthre le 14 mai 1891.

Amélioration assez sensible des symptômes de cystite.

Sort le 29 juillet 1891.

Elle continue les instillations de sublimé à 1/5000. Les symptômes de cystite avaient beaucoup diminué d'intensité depuis l'opération. Mais la malade a été emportée par la tuber·culose pulmonaire le 26 mai 1893.

Obs. V. — *Cystite tuberculeuse. Insuccès du curettage vésical pratiqué par l'urèthre. Guérison par le curettage pratiqué après la taille hypogastrique.*

Marie M..., domestique, âgée de 21 ans, entrée le 28 avril 1892.

Rien de particulier à noter dans ses antécédents héréditaires.

Adénite cervicale dans son enfance. Réglée à 12 ans, irrégulièrement depuis. Leucorrhée vers l'âge de 13 ans.

Début de sa maladie à 13 ans, par de la fréquence des mic·

tions (toutes les demi-heures pendant le jour; sept ou huit fois pendant la nuit). Douleur, surtout à la fin de la miction. Urines troubles. Jamais d'hématurie.

Il y a un an, elle aurait été opérée par M. Desnos pour un polype de la vessie (?)

Quinze jours environ après cette opération, *hématurie* qui dure un mois et demi et disparaît ensuite pour ne plus revenir. Les phénomènes de cystite persistent, ne font même que s'accroître et la malade entre dans le service de M. Polaillon. Elle y reste trois mois pendant lesquels on lui fait des lavages d'eau boriquée. Elle sort un peu améliorée.

Depuis, et particulièrement il y a cinq jours, alors qu'elle se trouvait en tramway, elle ressent des douleurs simulant la colique néphrétique.

État actuel. — Salpingite légère à droite Leucorrhée, vaginite.

Vessie douloureuse à la pression et à la distension (ne peut supporter plus de 100 gr. de liquide).

Reins et *poumons* indemnes.

Urines troubles. Bacilles de Koch.

Curettage vésical par l'urèthre, le 31 mai 1892.

28 juin. Sort un peu améliorée.

2 septembre. Rentre une seconde fois pour des symptômes de cystite.

Traitement. — Instillations de sublimé à 1/5000. Aucun résultat.

Octobre 1892. *Curettage vésical* par la *taille hypogastrique transversale* (opérée par M. Albarran).

Amélioration rapide de tous les symptômes.

Sort de l'hôpital le 8 décembre 1892.

Juillet 1894. L'amélioration s'est maintenue depuis deux ans; la malade n'urine plus que quatre fois pendant la nuit et neuf fois pendant le jour. Les urines sont toujours un peu troubles, mais elle ne souffre pas en urinant. La malade a repris ses occupations ordinaires.

Obs. VI. — *Cystite tuberculeuse. Insuccès de la dilatation de l'urèthre. Curettage vésical par l'urèthre. Grande amélioration.*

Louise B..., âgée de 42 ans. Entrée à l'hôpital le 18 octobre 1893. Son père est mort d'une affection pulmonaire aiguë à l'âge de 42 ans. Sa mère est morte probablement de tuberculose pulmonaire à 67 ans. Un frère mort en bas âge.

Pas de maladie antérieure. N'a jamais eu d'hémoptysie. Pas de sueurs nocturnes. A maigri depuis un an.

Depuis un an, douleur en urinant, fréquence des mictions (toutes les deux heures).

Il y a 4 mois, la fréquence s'accentue (toutes les heures, puis toutes les demi-heures); urines troubles, hématuries terminales, à la suite de fatigues, mais pas continuelles.

A déjà été soignée par M. Millard (santal, térébenthine, traitement antiphlogistique) puis, par M. Pengrueber (lavages à l'eau boriquée), puis par M. Poirier (salol, lavages au nitrate d'argent, puis *dilatation du col de la vessie*).

Actuellement. *Douleur* assez vive pendant la miction. *Hématuries,* quand la malade se fatigue, surtout après les courses en voiture. Le sang apparaît toujours à la fin de la miction. *Fréquence,* toutes les heures et demie, jour et nuit.

Urines troubles, presque toujours colorées par le sang.

Reins et poumons indemnes.

Traitement — Lavages au nitrate d'argent à 1/1000 pendant 10 jours; tous les deux jours.

7 novembre 1893. La malade n'urine plus de sang, mais souffre toujours.

Les urines contiennent des *bacilles de Koch* ainsi que de nombreuses bactéries, courtes, ovoïdes, ressemblant au colibacille. Leucocytes et hématies en très grande quantité. Dépôt très abondant de pus, strie de sang.

Instillations de sublimé à 1/5000.

Le 28. Les instillations de sublimé n'ont produit aucun résultat. M. le professeur Guyon pratique le *curettage de la vessie par l'urèthre.* Sonde à demeure.

Amélioration très rapide. La malade n'urine plus que toutes les deux heures.

18 décembre. Le sang qui n'avait pas paru depuis le curettage, colore encore un peu l'urine.

6 février 1894. La malade quitte aujourd'hui l'hôpital. Ses urines sont toujours légèrement teintées par le sang, mais la douleur est presque nulle, elle n'urine plus que toutes les deux heures. L'état général est très satisfaisant.

Examen des urines à la sortie de l'hôpital : Quelques hématies. Nombreux micro-organismes. *Pas de bacilles de Koch.*

La malade a été revue en mai 1894. L'amélioration se maintient.

Obs. VII. — *Cystite tuberculeuse. Curettage par l'urèthre.*
Grande amélioration.

R..., cuisinière, âgée de 36 ans. Entrée le 24 octobre 1893, salle Laugier, n° 25.

Elle présente dans ses antécédents héréditaires une de ses sœurs morte de tuberculose pulmonaire. Elle-même aurait toujours joui d'une santé excellente ; elle a été réglée à l'âge de treize ans, toujours régulièrement.

Il y a dix ans, à la suite de fatigue exagérée, survient une métrorrhagie. Depuis cette époque les règles sont douloureuses et elle est prise de leucorrhée dans l'intervalle des règles.

En même temps les mictions deviennent douloureuses. Le début de la miction est particulièrement pénible. La fréquence est assez accentuée, toutes les demi-heures pendant le jour, autant de fois pendant la nuit ; les urines deviennent purulentes.

Il y a quatre ans, la malade entre dans le service. Jusqu'à cette époque, elle n'aurait jamais été sondée.

On lui fait des lavages vésicaux au nitrate d'argent et on lui fait boire de la tisane de bourgeon de sapin.

Au bout de cinq semaines, elle sort très améliorée. Mais ayant cessé tout traitement, les accidents ne tardent pas à se reproduire, et le 24 octobre 1893 elle revient à la consultation de la clinique des voies urinaires.

État actuel. — Mictions très fréquentes et très douloureuses. Dépôt assez abondant au fond du vase. N'a jamais eu d'hématurie. Depuis la réapparition des symptômes précédents, les règles sont devenues très douloureuses. Leucorrhée abondante.

Les *poumons* semblent indemnes.

Les *reins* ne sont pas gros; ils ne sont pas douloureux à la palpation.

Examen de l'urine. — Réaction acide. Urines troubles donnant un dépôt abondant. Leucocytes très abondants. Épithélium vésical.

Bacilles tuberculeux en faisceaux. Pas d'autres microcoques.

Traitement. — Instillations de sublimé à 1/5000, pas d'amélioration.

9 janvier 1894. *Curettage vésical par l'urèthre.* Sonde à demeure.

L'amélioration à la suite de l'opération est très notable. La sonde à demeure est enlevée au bout de douze jours. Les mictions sont devenues bien moins douloureuses. Il existe encore de la fréquence (douze fois environ pendant le jour et autant de fois pendant la nuit). Mais le dépôt purulent a diminué d'une façon très sensible. État général meilleur.

28 janvier. Les règles qui viennent de survenir s'accompagnent de phénomènes douloureux. Les mictions redeviennent pénibles et fréquentes.

10 février. Les règles sont terminées : les bénéfices de l'opération se font à nouveau sentir. La malade n'urine plus que dix fois pendant le jour; toutes les deux heures pendant la nuit. La malade peut maintenant dormir, se lever, marcher dans la salle, sans augmenter la fréquence et la douleur des mictions.

Douleur presque nulle, légère cuisson à la fin.

Les urines sont encore légèrement troubles. L'état général s'est encore amélioré ; l'appétit et les forces reviennent.

24 février. La malade sort aujourd'hui très améliorée. On pratique une deuxième fois l'examen des urines.

Urines troubles. Acides. Leucocytes.

Cellules épithéliales.

Quelques micro-organismes (surtout coli-bacille).

Pas de bacilles de Koch.

Obs. VIII. — *Cystite tuberculeuse. Incontinence. Insuccès de la dilatation de l'urèthre. Curettage vésical par l'urèthre. Amélioration.*

Marie B..., couturière, âgée de 20 ans. Entre le 24 octobre 1893.

Rien de particulier à noter dans ses antécédents héréditaires.

Bien portante dans son enfance. Réglée à 14 ans, toujours irrégulièrement depuis. Leucorrhée habituellement.

Il y a 3 ans, à la suite d'un refroidissement, les mictions deviennent fréquentes et sont douloureuses.

La douleur cesse bientôt, mais la fréquence augmente. Elle urine aussi souvent le jour que la nuit.

Depuis un an, les envies d'uriner sont devenues si impérieuses que la malade ne peut pas toujours retenir ses urines. La nuit, l'urine s'écoule sans qu'elle s'en aperçoive ; quelquefois, un peu de *sang* à la fin de la miction.

État actuel. — État général bon ; rien aux *poumons*, les *reins* sont indemnes.

Utérus normal.

Par le double palper on sent la vessie très petite et les parois un peu épaissies.

Sensibilité à la pression.

Le cathétérisme est douloureux. *La vessie ne retient pour ainsi dire pas une goutte de liquide.*

La paroi interne de la vessie est extrêmement douloureuse au moindre contact dans sa partie postéro-supérieure, beaucoup moins au voisinage du col.

Actuellement, l'*incontinence est absolue*.

Examen bactériologique des urines : Micro-organismes divers très abondants. *Bacilles tuberculeux* rares.

Réaction acide; urines un peu troubles ; leucocytes.

La malade a déjà suivi, mais sans résultat, différents traitements, lavages avec de l'eau boriquée, du nitrate d'argent, *la dilatation de l'urèthre* (avec la laminaire) (M. Bousquet à Clermont).

Traitement. — Instillations de sublimé à 1/5000. Mais le liquide s'écoule immédiatement.

28 octobre. Lavages vésicaux par double courant, d'abord avec la solution boriquée.

4 novembre. Après le troisième lavage, accès de fièvre violent avec sensibilité vésicale plus grande, troubles digestifs, abattement.

12 novembre. Tous ces phénomènes ont disparu. Il persiste seulement de l'anorexie et un peu de dyspepsie.

1er décembre. Reprise des lavages très bien supportés.

17 décembre. On remplace la solution boriquée par une solution de sublimé à 20/2000, puis à 15/1000.

6 janvier 1894. La malade peut quelquefois retenir ses urines pendant un quart d'heure, mais alors la miction est douloureuse.

L'urine est plus chargée de filaments qu'avant les lavages.

12 janvier. L'urèthre est très douloureux au passage d'instruments d'un calibre très peu élevé. C'est l'extrémité postérieure au voisinage du col qui semble surtout le siège de cette douleur.

Les *reins* ne sont ni sensibles à la pression, ni perceptibles à la palpation.

23 janvier. *Curettage vésical par l'urèthre*, sonde à demeure.

La malade *sort le 19 février 1894*, un peu améliorée, elle peut retenir ses urines pendant un quart d'heure.

La malade a été revue deux mois après sa sortie de l'hôpital. Les urines sont toujours troubles.

L'amélioration s'est accentuée encore, elle peut retenir ses urines pendant une demi-heure.

Obs. IX. — *Cystite tuberculeuse. Curettage par l'urèthre. Très grande amélioration.*

Annette M..., âgée de 34 ans, domestique. Entre le 13 février 1894, salle Laugier, n° 4.

Réglée à 13 ans. La malade a toujours été bien réglée. A eu deux enfants, d'abord une fille actuellement âgée de 13 ans, puis un garçon âgé de 4 ans. Pas de leucorrhée. Pas de fausse couche.

Début de la maladie il y a quatre ans et demi par des douleurs abdominales et quelques douleurs en urinant, survenant deux mois après la dernière couche.

Il y a deux ans, les douleurs en urinant deviennent plus intenses, elles existent à tous les temps de la miction.

Il y a trois semaines, la malade a une hématurie qui se produit à la suite de fatigues, dure pendant trois mictions et cesse d'elle-même.

La malade n'a jamais rendu de graviers, n'a jamais eu de douleurs pouvant ressembler à des attaques de coliques néphrétiques.

Il y a quatre ans, forte bronchite qui dure pendant trois hivers, mais jamais d'hémoptysies, pas de transpiration nocturne, pas d'amaigrissement.

Rien de particulier à noter dans ses antécédents héréditaires.

État actuel. — La malade souffre en urinant. La douleur existe à tous les temps de la miction, mais est surtout prémictionnelle, elle est bien plus intense après les courses en voiture et après la marche. La station debout exagère la douleur, et tout travail est devenu impossible.

Fréquence, tous les quarts d'heure le jour; la nuit le sommeil est troublé par les envies d'uriner qui reviennent toutes les demi-heures.

La pression, soit par l'hypogastre, soit par le vagin, est très douloureuse.

La capacité maximum est de 70 gr. L'envie d'uriner commence à 40 gr.

Urine trouble, contient un dépôt purulent peu abondant. Réaction acide.

L'examen histologique permet de constater l'existence de cellules de l'épithélium vésical. Quelques hématies et leucocytes, des fragments de mycélium d'un champignon inférieur provenant du vagin.

L'examen *bactériologique* permet de constater quelques bactéries et des *bacilles de Koch*.

La *vessie* ne présente pas d'épaississements.

La sensibilité de la vessie est très grande.

Pas de corps étrangers dans la vessie.

Poumons. — Rien de particulier à noter.

18 février. Deuxième hématurie qui dure deux heures seulement avec ténesme et difficulté assez grande de la miction.

La malade soumise depuis son entrée à l'hôpital au traitement par les instillations de sublimé à 1/5000 n'en a retiré aucun bénéfice.

Le 28. *Curettage vésical* par la voie uréthrale, par M. le professeur Guyon. Sonde à demeure.

1er mars. Urines troubles, encore teintées par le sang. Mais la malade souffre beaucoup moins qu'avant l'opération.

Le 6. Sauf un peu de gêne causée par la sonde à demeure, l'état de la malade est satisfaisant. Douleur presque nulle. Pas de sang dans l'urine. L'appétit est meilleur.

Le 13. Urines troubles, léger dépôt au fond du vase. Quantité d'urine émise de 8 heures du soir à 10 heures du matin : 650 gr.

Le 16. La sonde est enlevée. La malade se plaint de souffrir encore un peu en urinant, mais d'une façon supportable.

Le 20. La malade a uriné 14 fois pendant la nuit.

Le 23. Fréquence un peu moins accentuée pendant la nuit ; 12 fois seulement.

4 avril. De légères douleurs à la fin de la miction réapparaissent ; fréquence encore notable : toutes les heures pendant le jour, 12 à 14 fois pendant la nuit Urines encore un peu troubles.

Le 5. On reprend les instillations de sublimé à 1/5000.

Le 10. Les instillations, au lieu d'amener de l'amélioration, causent des envies d'uriner beaucoup plus fréquentes (20 fois pendant le jour, et 10 fois pendant la nuit).

Il faut d'ailleurs noter que cette recrudescence de la fréquence et de la douleur coïncide exactement avec l'apparition de règles.

Le 17. Les règles viennent de cesser ; aussitôt les symptômes douloureux et la fréquence se mettent à diminuer ; la malade n'a uriné que 8 fois pendant cette nuit.

Le 23. M. le professeur Guyon ayant constaté un certain degré de cystocèle et de prolapsus utérin, se décide à pratiquer une élytrorrhaphie antérieure et une colpopérinéorrhaphie suivant le procédé de Lawson Tait.

Le 26. État vésical stationnaire. Embarras gastrique.

1er mai. La malade va assez bien, mais elle se plaint beaucoup de la sonde à demeure.

Le 8. La malade a enlevé elle-même pendant la nuit la sonde de Pezzer. On ne la remet pas en place.

Le 15. L'amélioration s'accentue. Il existe une légère cuisson à la fin de la miction.

Le 29. La malade part aujourd'hui en convalescence au Vésinet. Le périnée est en bon état. Il n'existe plus de cystocèle. Elle urine maintenant environ six fois pendant la nuit et toutes les deux heures pendant le jour.

Les douleurs ont complètement disparu. La marche ne les fait pas réapparaître. État général excellent. Les forces reviennent peu à peu.

Les urines sont toujours un peu louches ; il existe un léger dépôt au fond du vase.

On a examiné les urines de la malade et l'on n'a pu constater la présence des bacilles de Koch. Voici le résultat de cet examen pratiqué au laboratoire de la clinique.

Deuxième examen de l'urine le 29 mai 1894.

Urine limpide donnant par le repos un assez abondant dépôt purulent.

Urine acide.

Examen histologique. — Leucocytes; quelques hématies. Cellules vésicales et vulvaires.

Pas de sels.

Examen bactériologique. — Assez grande quantité de micro-organismes paraissant appartenir à une même espèce (colibacille probable).

Pas de bacilles tuberculeux.

1er juillet 1894. Nous venons de voir la malade; depuis son départ de l'hôpital, l'amélioration n'a fait que continuer. C'est ainsi que la malade ne se lève plus que cinq fois environ pendant la nuit. Pendant le jour elle urine toutes les 3 heures. Le sang n'a jamais reparu dans l'urine. Aucune douleur pendant la miction.

Les urines sont encore louches, mais il ne se forme pas de dépôt au fond du verre.

Cette femme a pu reprendre ses occupations d'autrefois. Maintenant elle peut marcher, aller en voiture (ce qui, dit-elle, était impossible depuis cinq ans).

État général excellent.

Obs. X. — *Cystite tuberculeuse. Curettage par l'urèthre. Très grande amélioration*

Eugénie M..., couturière, âgée de 22 ans. Entre le 10 mai 1894, salle Laugier.

On ne trouve rien de particulier à noter dans ses antécédents héréditaires.

Antécédents personnels. — Réglée à 12 ans, toujours régulièrement depuis. A parfois de la leucorrhée.

Début. — Il y a six ans, à la fin de l'année 1887, elle commence à uriner souvent (tous les quarts d'heure), mais n'éprouve à ce moment aucune douleur ni pendant ni après la miction.

Vers le mois de juin 1888 la miction devient douloureuse. Au mois de juillet, subitement, sans cause connue, survient une hématurie qui dura trois ou quatre jours. Toutes les mictions contiennent du sang. Elle prend alors des lavements d'ergotine et le sang s'arrête. Depuis, les douleurs sont allées en augmentant, mais le sang n'a jamais reparu dans l'urine. Peu à peu la fréquence a fait des progrès au point que la malade en est arrivée à être obligée d'uriner toutes les heures jour et nuit.

État actuel. — Depuis deux ans les douleurs qui jusqu'alors n'existaient que pendant et après les mictions, sont devenues continues. Ces douleurs s'irradient dans toutes les parties du corps. Elles augmentent d'intensité à l'occasion du décubitus dorsal. La malade ne peut dormir que dans la position assise. La marche exagère la douleur.

Fréquence. — Ne peut rester plus d'une heure sans uriner quand elle est couchée. Lorsqu'elle est assise, elle peut garder ses urines pendant deux ou trois heures.

Urines troubles, dépôt peu abondant. Suivant la malade, il existerait des périodes où les urines sont relativement claires et d'autres périodes où elles sont bien plus troubles. Après les fatigues, elles sont généralement troubles.

Depuis deux ans on lui fait des instillations de sublimé à 1/4000 et à 1/3000 tous les deux jours (sur les conseils de M. le professeur Guyon). La malade les avait cessées depuis un mois.

État général assez bon. Appétit conservé, digestions faciles. Elle ne tousse pas; on ne trouve aucune lésion pulmonaire.

Vessie. — Capacité maxima : 100 gr. La pression sur le ventre, immédiatement au-dessus de la symphyse pubienne, détermine une douleur assez vive. De même, le toucher vaginal provoque une douleur assez vive quand le doigt applique fortement la paroi vaginale contre la symphyse. Il existe un peu d'épaississement de la paroi vésicale. Les *reins* ne sont pas augmentés de volume et ne sont pas douloureux à la palpation. Les *poumons* sont indemnes.

Examen de l'urine. — Déjà fait à plusieurs reprises; on n'a jamais trouvé de bacilles de Koch. Examen pratiqué le 15 mai 1894 :

Urines louches donnant par le repos un dépôt floconneux.

Réaction acide.

Examen histologique. — Leucocytes, hématies, quelques cellules épithéliales.

Examen bactériologique. — Amas de petites bactéries, forme de bâtonnets.

Pas de bacilles de Koch.

16 mai. On recueille aseptiquement l'urine de la malade et on pratique une injection de un centimètre cube de cette urine à un cobaye.

Le 17. On recueille une deuxième fois aseptiquement l'urine de la malade. On ne trouve pas de bacilles tuberculeux.

Le 18. *Curettage vésical* par la voie uréthrale. Sonde à demeure.

Le 21. Depuis le curettage, la malade n'a plus de douleurs continues ; parfois seulement quelques douleurs peu vives au niveau de l'urèthre.

Le 28. Depuis 24 heures, la malade a uriné quinze fois.

Le 29. N'a uriné que douze fois en 24 heures.

Le 30. Neuf fois seulement.

3 juin. Huit fois en 24 heures; les douleurs ont bien diminué, surtout depuis deux ou trois jours.

Le 7. Mieux très considérable. La malade dort bien; *elle n'urine que deux fois la nuit.* Très légère cuisson non constante à la fin de la miction et n'augmentant pas sensiblement dans le décubitus dorsal. Elle peut rester 4 heures sans uriner. Sort du service aujourd'hui.

Le cobaye qui, le 16 mai 1894, avait reçu une injection intra·
péritonéale de un centimètre cube d'urine recueillie aseptiquement, a été sacrifié le 22 juin. Il présentait à l'autopsie des
lésions tuberculeuses du foie, de la rate et des ganglions
mésentériques.

Obs. XI. — *Cystite chronique non tuberculeuse. Deux curettages par l'urèthre, sans résultat sensible.*

Zélie D..., ménagère, âgée de quarante-trois ans, entre le
24 juillet 1890 à la clinique des voies urinaires, pour des phénomènes de cystite. Cette malade présente des antécédents
personnels et héréditaires absolument favorables. Elle a toujours été régulièrement réglée, et a fait deux grossesses absolument régulières. La seule incommodité dont elle se plaigne,
c'est d'être atteinte depuis de longues années d'une leucorrhée
persistante et extrêmement abondante.

Le début de son affection remonte à deux ans. A cette époque,
elle fut prise, sans cause apparente, d'envies fréquentes d'uri·
ner; les mictions devinrent douloureuses surtout à la fin, les
urines se troublèrent. La malade n'avait jamais éprouvé aupa-
ravant de phénomènes semblables, elle n'a jamais eu de rétention d'urine et n'a jamais été sondée. Elle dit seulement qu'il
lui arrivait souvent de ne pas satisfaire le besoin d'uriner dès
qu'il se produisait et de rester longtemps sans uriner. Quoi
qu'il en soit, ces phénomènes persistèrent, la malade urinait
toutes les deux heures le jour, et se levait cinq à six fois la
nuit; les urines restèrent définitivement troubles. La malade
n'a suivi jusqu'à présent aucun traitement sérieux.

A son entrée à l'hôpital, on constate tous les symptômes de
la cystite : vessie douloureuse à la pression abdominale et au
toucher vaginal, douloureuse également au contact. La capacité
maximum est de 60 grammes. Les mictions sont douloureuses ;
elles se répètent tous les trois quarts d'heure, aussi bien de jour
que de nuit.

Des examens de l'urine n'ont pas révélé la présence du bacille de Koch ; les inoculations pratiquées donnèrent également des résultats négatifs. La malade fut soumise aux instillations de nitrate d'argent, puis aux instillations de sublimé sans qu'elle en ait retiré une amélioration notable.

Premier curettage vésical par l'urèthre, le 8 janvier 1891.

Amélioration assez sensible, mais passagère.

En avril 1891, les douleurs et la fréquence ont augmenté à nouveau, malgré les instillations de sublimé à 1/5000. De plus, le rein droit semble un peu augmenté de volume et douloureux.

Examen des urines par M. Reblaub. — Urines acides, dépôt de pus très abondant, quelques cellules épithéliales et des bâtonnets en grande abondance (ces bâtonnets par leurs cultures et leur action pathogène sur les animaux, se révèlent être la bactérie pyogène).

Deuxième curettage vésical, *le 30 avril 1891.*

Amélioration peu sensible.

2 juillet 1891. Un abcès périnéphrétique s'est formé. M. le professeur Guyon pratique, sous chloroforme, une incision à la région lombaire.

Sortie le 14 juillet 1892. Se plaint encore de douleurs vésicales et de fréquence ; urines purulentes ; fistule lombaire persistante ; amaigrissement.

La malade serait morte vers la fin de l'année 1892.

Obs XII — *Cystite chronique non tuberculeuse. Curettage vésical par l'urèthre. Amélioration.*

Adèle P..., 49 ans, journalière ; symptômes de cystite datant de plusieurs années. A eu des hématuries terminales à plusieurs reprises. On pensa à une cystite tuberculeuse, mais l'examen des urines n'a jamais fait rencontrer de bacilles tuberculeux. Des instillations de sublimé à 1/5000 longtemps continuées étant restées sans résultat, M. le professeur Guyon pratique le curettage vésical par l'urèthre, le *14 avril 1891.*

Amélioration passagère. Un second curettage pratiqué en décembre 1891, fut suivi d'un résultat plus favorable.

La malade sort de l'hôpital le 17 février 1892 non complètement guérie, mais très améliorée.

Obs XIII. — *Cystite douloureuse. Curettage vésical par l'urèthre et colpocystotomie. Néphrotomie. Grande amélioration.* (Thèse de REBLAUB, 1892.)

Rachel G..., âgée de 25 ans, a toujours joui d'une bonne santé. Réglée à 13 ans, toujours d'une façon régulière, elle s'est mariée à dix-huit ans. Elle a eu trois enfants, le premier il y a 5 ans, le dernier il y a eu 2 ans. Depuis cette dernière couche, elle a conservé un écoulement leucorrhéique assez abondant et a souffert à plusieurs reprises dans le ventre. Il y a huit mois, après une suppression de règles, elle a eu une métrorrhagie abondante, et fait probablement une fausse couche. A la suite de cet accident, elle est obligée de garder le lit parce qu'elle souffre du ventre, et c'est à cette époque qu'elle commence à ressentir des envies fréquentes d'uriner, accompagnées d'une légère douleur à la miction. C'est, à partir de ce moment aussi, qu'elle a remarqué que ses urines, claires jusqu'alors, étaient demeurées troubles.

Elle entre à l'Hôtel-Dieu, où elle est soignée pendant deux mois pour une cystite par des lavages boriqués. Elle en est sortie, il y a deux mois et demi, un peu améliorée. Mais depuis lors, les phénomènes sont redevenus plus intenses, et elle entre à l'hôpital Necker le 19 mars 1891.

Actuellement, elle urine à peu près tous les quarts d'heure, parfois plus souvent, et cette fréquence est égale de nuit et de jour. La miction est impérieuse et s'accompagne de douleurs vives, surtout à la fin, et cette douleur persiste pendant un certain temps après la miction. Elle n'a jamais eu d'hématurie. Les urines sont très troubles, et après le repos, on trouve au fond du vase un abondant dépôt de pus.

A l'examen physique, la pression sur le ventre, immédiatement au-dessus de la symphyse pubienne, détermine une douleur assez vive. De même, le toucher vaginal devient très
douloureux quand le doigt applique fortement la paroi vaginale
antérieure contre la symphyse pubienne.

Une bougie à boule traverse l'urèthre sans provoquer de
douleurs; mais dès qu'elle pénètre dans la vessie et qu'elle
vient percuter la paroi vésicale, la malade accuse une vive
douleur.

A l'exploration de la tension vésicale, on trouve que la
malade commence à éprouver des douleurs avec 50 grammes
de liquide. A ce moment, on éprouve de la résistance et on
ne peut pas dépasser 80 grammes de liquide.

L'uretère droit est douloureux à la pression dans la partie
inférieure de son trajet; mais le rein ne parait pas augmenté
de volume, ni douloureux.

L'utérus est en antéversion normale, mais augmenté de
volume. Au spéculum, les lèvres du col sont en ectropion et
plongent dans une sécrétion purulente très abondante.

On prescrit des lavages boriqués suivis de lavages avec une
solution de violet de méthyle à 1/1000.

24 mars. La vessie reste très douloureuse au contact de la
tension. *Le rein droit est douloureux*, mais non augmenté de
volume. Lavages mal supportés. On remplace les lavages par
des instillations de nitrate d'argent à 1/100.

Le 28. L'état reste le même malgré les instillations de nitrate
d'argent; la malade souffre beaucoup et la quantité de pus reste
la même.

7 avril. Les douleurs vésicales persistent avec la même
intensité; le REIN *droit reste également douloureux et paraît
même légèrement augmenté de volume.*

Le 14. L'état général s'aggrave : la malade ne mange plus,
elle urine plus souvent, et *les douleurs vésicales* sont tellement
vives qu'on est obligé de lui faire des piqûres de morphine. Le
rein droit reste toujours très sensible et parait plus ou moins
augmenté de volume suivant le pus.

On abandonne le nitrate et on le remplace par des instillations de sublimé à 1/5000.

Le 18. En raison des douleurs vésicales très vives, M. Guyon se décide à faire tout d'abord le CURETTAGE VÉSICAL par la voie uréthrale, suivi aussitôt d'une *incision vaginale* sur conducteur.

Le 19. La malade ne souffre plus de la vessie : toute l'urine s'écoule par la fistule vaginale. Le rein droit est toujours augmenté de volume.

Le 27. Depuis deux jours, la malade souffre de nouveau beaucoup de la vessie : la fistule vaginale ne paraît pas très large au toucher.

Le 30. On agrandit de un centimètre la fistule vaginale, puis on y passe un assez gros drain que l'on fait ressortir par l'urèthre.

3 mai. Le drain fonctionne néanmoins; la malade a de la fièvre le soir et n'a pas d'appétit. Le rein droit est toujours douloureux et augmenté de volume.

Le 10. *Douleurs modérées du côté de la vessie* et du rein droit. Malgré le drainage, parfois envies d'uriner avec douleur. Le rein paraît plus volumineux et plus douloureux. *État fébrile* le soir, pas d'appétit.

2 juin 1891. Pendant ces derniers jours, le rein droit est devenu extrêmement volumineux et paraît en tension ; la fièvre vespérale a persisté ; l'état général est extrêmement grave. M. Guyon pratique la NÉPHROTOMIE du rein droit et retire un litre de pus.

Le 3. La fièvre est tombée ; l'état de la malade est satisfaisant ; elle ne souffre ni de la vessie ni de son rein.

1er août. A la suite de la néphrotomie, l'état général s'est rapidement amélioré ; l'appétit est revenu. Actuellement, la plaie rénale est en train de se combler, la malade conserve toujours sa fistule vaginale. Il existe encore des douleurs pendant la miction. La fréquence, sans être aussi accentuée qu'au moment de son entrée à l'hôpital, incommode encore beaucoup la malade.

21 janvier 1892. Sort du service.

Juin 1894. Nous avons revu la malade. Il persiste une fistulette à la région lombaire par où s'écoule un peu d'urine. La fistule vésico-vaginale s'est fermée depuis longtemps, peu de temps après sa sortie de l'hôpital, il y a trois ans.

L'état général est aujourd'hui très satisfaisant; la marche et les occupations journalières n'augmentent pas sensiblement la fréquence qui est encore relativement accentuée : c'est ainsi que cette femme est obligée de se lever cinq ou six fois pendant la nuit ; pendant le jour elle urine toutes les deux heures en moyenne. Parfois, elle ressent une légère cuisson à la fin de la miction. Les urines sont assez claires ; elles contiennent quelques filaments très déliés. Rien aux poumons. Ne tousse pas. Les digestions sont parfois assez difficiles. Appétit conservé.

Examen bactériologique des urines pratiqué par M. REBLAUB au moment de l'entrée de la malade à l'hôpital.

Urines recueillies aseptiquement. Coloration jaune clair, état trouble avec dépôt verdâtre très abondant de pus ; réaction franchement acide, pas d'odeur ammoniacale.

Les cultures faites sur différents milieux et les expériences sur les animaux ont révélé la présence du bactérium pyogène (Hallé et Albarran).

OBS. XIV. — *Cystite chronique datant de onze ans. Curettage vésical par l'urèthre. Grande amélioration.* (Thèse de REBLAUB, Paris, 1892)

La nommée Héloïse C..., âgée de 36 ans, a toujours joui d'une bonne santé. Ses antécédents héréditaires sont excellents. Réglée à 16 ans, toujours d'une façon régulière, non mariée, cette malade n'aurait jamais été sujette à des écoulements vaginaux.

IL Y A ONZE ANS, à la suite de fatigues excessives, dit-elle, et sans autre cause apparente, elle commença à uriner plus fréquemment que d'habitude et à uriner avec douleur. Peu de temps après, elle remarqua également que son *urine* est devenue *trouble* ; enfin, à la fin des mictions, elle rend un peu de SANG dans ses urines. Soignée d'abord médicalement, elle fut soumise ensuite à des lavages intra-vésicaux. Ce traitement amène des améliorations, mais non la guérison.

Les douleurs à la miction et la purulence des urines persistent avec des variations d'intensité, et la malade insiste sur ce fait qu'après des fatigues excessives, les symptômes étaient beaucoup plus accusés.

Il y a quatre ans, la malade fit un premier séjour à Vittel et en revint améliorée ; elle renouvelle la cure ces trois dernières années, mais sans résultat appréciable.

Elle entre à l'hôpital Necker, dans le service de clinique des voies urinaires de la Faculté, le 29 avril 1891.

On constate à ce moment que les urines sont très purulentes. La *miction* est *très fréquente, impérieuse* et très douloureuse.

Le toucher vaginal permet de constater que la paroi postérieure de la vessie est extrêmement douloureuse à la pression ; cette sensibilité est étendue à toute la paroi vésicale et n'est pas limitée à un point spécial.

La pression abdominale au-dessus de la symphyse pubienne est également douloureuse ; il en est de même à un plus haut degré encore du palper bimanuel. Le passage de l'explorateur à boule dans l'urèthre est déjà douloureux, mais dès que l'instrument a pénétré dans la vessie, la malade accuse une douleur extrêmement vive au simple contact. L'injection de 45 à 50 grammes de liquide dans la vessie, met celle-ci déjà en tension et provoque de la douleur.

L'examen de tous les autres organes, en particulier des poumons, *permet de constater qu'ils sont parfaitement sains.*

En présence des symptômes précédents, et malgré la longue durée de l'affection et l'intégrité des autres organes, on porte le diagnostic de cystite probablement tuberculeuse et on ordonne des instillations de sublimé à 1/5000.

COURSIER4

Examen bactériologique des urines recueillies le 29 avril 1891. — Réaction acide, urines troubles, de coloration jaune clair. Par le repos, dépôt abondant constitué presque exclusivement par des globules de pus et un grand nombre de microcoques arrondis, isolés ou groupés en staphylocoques, même en chainettes, que par la méthode des cultures on isole et détermine : c'est le *staphylococcus pyogenes albus.* Les recherches des bacilles tuberculeux, faites à plusieurs reprises, sont restées négatives ; il en est de même des inoculations.

19 mai 1891. Les instillations de sublimé n'ayant pas amélioré l'état de la malade, M. le professeur Guyon se décide à pratiquer le *curettage vésical par l'urèthre.*

Les mictions sont moins douloureuses et moins fréquentes. Les urines sont toujours troubles.

6 juin 1891. La malade souffre toujours en urinant, mais elle peut marcher maintenant sans augmenter les douleurs et la fréquence. Miction tous les trois quarts d'heure (avant l'opération, toutes les cinq ou dix minutes).

Juillet 1894. Nous venons d'avoir des nouvelles de la malade. L'amélioration s'est maintenue depuis trois ans. Elle ne ressent plus de sensations de brûlure quand elle urine. Les mictions sont encore fréquentes (une quinzaine de fois pendant le jour et autant la nuit). Les urines sont encore un peu troubles. L'état général est excellent. La malade peut s'occuper maintenant des soins du ménage.

Ons. XV. — *Cystite douloureuse* non tuberculeuse. *Curettage vésical par l'urèthre. Insuccès. Cystostomie sus-pubienne sans résultat. Cystostomie vaginale. Amélioration.*

Anaïs M..., 29 ans, entrée le 15 mars 1893.

Antécédents héréditaires non suspects de tuberculose. Très bonne santé antérieure. Réglée à 15 ans, toujours régulièrement depuis.

Il y a deux ans, à la suite d'une chute sur le sacrum, la malade ressent une vive douleur dans le bas-ventre, et il se produit une rétention passagère d'urine, sans hématurie. Depuis lors, les mictions sont devenues plus fréquentes, mais non douloureuses. Un an après cet accident, sont survenues brusquement, sans cause appréciable, des *hématuries* abondantes et surtout terminales, de la douleur en urinant plus prononcée aussi à la fin de la miction. Elle urinait toutes les heures environ. Dépôt au fond du vase.

État actuel. — La palpation abdominale la plus légère provoque de vives douleurs au niveau de la vessie ; il en est de même pour le toucher vaginal.

La vessie ne contient que 40 gr. de liquide. Les hématuries ont complétement cessé, elles n'ont duré environ que un mois. Les mictions sont de plus en plus fréquentes et douloureuses. État général très bon.

Examens des urines. — Leucocytes abondants quelques hématies. Bactéries très abondantes ressemblant au coli-bacille. Quelques microcoques disposés en zooglées larges et épaisses sur quelques points. *Pas de bacilles tuberculeux.*

Traitement. — Instillations de nitrate d'argent, aucune amélioration.

24 mars. *Curettage vésical* par l'urèthre. Pas d'amélioration.

13 juillet. *Cystotomie sus-pubienne* transversale. Suture de la muqueuse à la peau.

Alternatives de perméabilité et de non perméabilité de la fistule. Pas d'amélioration des symptômes de cystite.

11 novembre. *Cystotomie vaginale* par M. le professeur Guyon. Incision de 5 centim. de la cloison vésico-vaginale. Suture de la muqueuse vaginale à la muqueuse vésicale.

La malade ayant son sphincter vaginal d'une tonicité exagérée, il est nécessaire de laisser un drain dans le vagin pour assurer l'écoulement de l'urine, sans provoquer des contractions de la vessie.

Amélioration des douleurs vésicales. Mais bientôt les muqueuses vaginale et vulvaire et la peau du périnée sont le siège d'exulcérations dues au contact des urines. Ces érosions sont très douloureuses et saignent facilement. Ces phénomènes sont améliorés par des onctions avec la pommade suivante :

Acide salicylique....................	0 gr. 50 c.
Oxyde de zinc.....................	10 gr.
Vaseline..........................	30 gr.

Bientôt la communication vésico-vaginale tend à se fermer et il ne reste plus qu'une petite fistule à l'extrémité antérieure.

Traitement. — Grands lavages quotidiens, depuis l'opération, avec la solution boriquée bien chaude.

La malade *sort le 27 janvier* 1894, ne souffrant presque plus, mais perdant en partie ses urines, quoique son sphincter vaginal suffise à en retenir une grande partie.

Elle porte un urinal en caoutchouc.

Juin 1894. Depuis sa sortie de l'hôpital, l'état de la malade s'est encore amélioré ; elle nous écrit de province, où elle est allée se rétablir, qu'elle ne souffre qu'à l'occasion de fatigues excessives.

La fistule vésico-vaginale serait complètement fermée. Celle de la région sus-pubienne ne se serait jamais rouverte.

Obs. XVI. — Cystite douloureuse. Curettage vésical par
l'urèthre. Amélioration.

Marie C..., 32 ans, entre le 11 avril 1893.

Antécédents. — Père et mère morts de pneumonie. Bonne santé habituelle. Réglée à 14 ans, toujours régulièrement. A 22 ans, grossesse normale ; grossesse gémellaire à 30 ans.

C'est à partir de cette deuxième grossesse que cette femme éprouve des douleurs vésicales, *mictions fréquentes* (toutes les deux ou trois heures) surtout la nuit. — *Hématuries* survenant sans cause appréciable, non influencées par la marche. — *Reins* un peu augmentés de volume l'un et l'autre, mais le gauche est très douloureux. — *Vessie* très douloureuse à la palpation ainsi qu'à la distension (50 grammes de liquide).

Examen des urines. — Réaction alcaline. Urine très trouble. Dépôt abondant, strié de sang, glaireux. Nombreuses hématies. Quelques grandes cellules épithéliales. Pas de leucocytes. Micro-organismes en grande quantité. (Urobacillus liquefaciens probable.) Pas de bacilles tuberculeux.

Traitement. — Instillations de nitrate d'argent. Aucun résultat.

Curettage vésical par l'urèthre le 8 mai 1893.

La malade sort le 30 juin 1893. Grande amélioration.

OBS. XVII. — *Cystite chronique non tuberculeuse. Curettage par l'urèthre. Grande amélioration.*

Céline R..., 32 ans, domestique. Entre le 24 septembre 1892, salle Laugier, n° 11. Cette malade présente des antécédents héréditaires et personnels absolument favorables. Réglée à douze ans et demi d'une façon très régulière.

Début de la maladie il y a un mois, au mois d'août 1892, par des douleurs dans le bas-ventre et de la leucorrhée. Une semaine après le début de ces accidents, la miction devenait douloureuse surtout à la fin et fréquente en même temps (toutes les dix minutes jour et nuit). L'urine aurait été trouble dès le début de la maladie.

Quand ces accidents sont apparus (au mois d'août), elle était au troisième mois de sa grossesse.

La malade affirme n'avoir jamais été sondée. Elle n'aurait jamais uriné de sang.

État à l'entrée :

Vessie très sensible à la distension et ne peut contenir que 40 gr.

Urines troubles.

Reins normaux.

Utérus et annexes sains.

Poumons indemnes. Mais il existe de l'amaigrissement et la perte de l'appétit.

Premier examen de l'urine.

Réaction neutre.

Urines pâles et très troubles ; dépôt abondant.

Leucocytes abondants.

Cellules vulvaires et vésicales nombreuses.

Bactéries diverses.

Microcoques en zooglées.

Pas de bacilles de Koch.

Traitement. — Des lavages au nitrate d'argent, sept seulement sont pratiqués au début ; mais la malade les supporte mal. On remplace les lavages par des instillations.

Amélioration légère. Appétit meilleur, reprend un peu d'embonpoint.

16 mars 1893. La malade sort du service pour aller à la clinique Baudelocque où elle accouche le 25 mars. L'accouchement a d'ailleurs été normal. Mais à partir de ce moment les mictions sont redevenues bien plus douloureuses et les urines purulentes. En plus, des métrorrhagies assez abondantes sont apparues à plusieurs reprises.

Des instillations au nitrate d'argent lui sont faites deux fois par semaine à la Policlinique, mais sans résultat bien appréciable.

Elle rentre à Necker le 5 juin 1893.

Mictions douloureuses et fréquentes (tous les quarts d'heure). Elle ne peut rester plus de trois quarts d'heure sans uriner. Quand la malade marche, elle est obligée d'uriner toutes les cinq ou dix minutes. Elle ne peut aller en voiture par suite des grandes douleurs que cela lui cause. La douleur existe également forte à tous les temps de la miction.

Urines très troubles ; dépôt purulent abondant au fond du vase.

Examen : L'*urèthre* n'est pas sensible au passage de la bougie exploratrice.

Vessie très douloureuse au palper bimanuel. A 40 gr., envie d'uriner ; à 80 gr., envie irrésistible.

Rien dans les culs-de-sac.

Utérus mobile, non douloureux dans ses mouvements. Un ·deuxième examen des urines encore négatif au point de vue bacillaire.

14 juin 1893. M. le professeur Guyon pratique le *curettage vésical* par la voie uréthrale.

Des instillations de nitrate d'argent pratiquées quelques jours après le curettage vésical sont mal supportées. On les remplace par des instillations de sublimé qui ne sont guère mieux tolérées. On cesse alors les instillations.

15 juillet. L'amélioration se dessine tous les jours. La douleur pendant la miction a beaucoup diminué, il n'existe plus qu'une légère cuisson à l'occasion des dernières gouttes. Urines moins troubles.

11 août. La malade quitte aujourd'hui l'hôpital.

La souffrance est à peu près nulle. La marche même prolongée n'augmente pas la fréquence des mictions qui, bien que très atténuée (toutes les heures) persiste cependant. Il existe encore un léger dépôt purulent au fond du bocal.

Juin 1894. Nous avons revu la malade qui est actuellement infirmière à l'hôpital Necker. Depuis décembre 1893, la malade urine de nouveau assez souvent (une dizaine de fois pendant la nuit, autant de fois pendant le jour), mais la douleur, à la fin de la miction, est presque nulle. Les urines sont encore un peu troubles. La station debout, la marche diminuent les besoins d'uriner au lieu de les augmenter. L'état général est très satisfaisant.

Obs. XVIII. — *Cystite chronique non tuberculeuse. Curettage vésical par l'urèthre. Grande amélioration.*

Mme D..., âgée de 56 ans, journalière, entrée le 2 juin 1894, lit n° 24, salle Laugier.

Elle présente dans ses antécédents héréditaires : son père mort tuberculeux à 32 ans. Dans sa jeunesse, elle eut des écrouelles, Elle aurait toujours joui d'une bonne santé. Réglée à l'âge de 10 ans et demi. A eu trois fausses couches et cinq grossesses normales, la dernière en 1880. Tous ses enfants sont morts en bas âge ; celui qui a vécu le plus longtemps est mort à l'âge de 17 mois.

Ménopause à 43 ans, en 1881.

En 1885, les mictions deviennent plus fréquentes que de coutume, *surtout pendant la nuit*. Dès cette époque, la malade ressent une légère douleur à la fin de la miction, puis les urines deviennent légèrement troubles. Pas de leucorrhée.

En 1887, apparaissent quelques gouttes de *sang* au moment de l'émission des dernières gouttes d'urine. A cette époque, elle aurait rendu parfois de petits graviers à la fin de la miction. Elle ne pouvait aller en voiture ou en chemin de fer, qu'au prix de grandes souffrances.

En 1891, elle est prise la nuit de rétention. Un médecin appelé la sonde. Ces crises de rétention se sont renouvelées, depuis, tous les deux jours environ, et c'est presque toujours la nuit qu'elles surviennent. La malade est restée parfois pendant plusieurs jours, sans avoir d'accès de rétention ; elle a toujours remarqué que le premier jet d'urine, aussitôt que la miction redevenait possible, contenait des caillots de sang.

La durée des crises de rétention était de 20 minutes en moyenne et ne dépassait jamais une heure. Pendant toute la durée de l'accès la malade souffrait beaucoup.

A partir de ces accidents de rétention, les urines sont devenues sensiblement plus troubles.

Cette malade est obligée de se sonder assez souvent, surtout la nuit.

17 avril 1894. Entre une première fois à la clinique des voies urinaires ; la malade souffre avant d'uriner ; aucune douleur pendant les mictions ni dans leur intervalle. Envies fréquentes d'uriner (toutes les 20 minutes pendant le jour, toutes les 10 ou 15 minutes pendant la nuit).

Urines troubles, sanglantes.

Vessie très sensible à la distention (on ne peut injecter plus de 60 grammes).

Le lavage fait saigner la vessie.

Pas sensible à la pression.

Pas de tumeur de voisinage.

Utérus sénile, très petit.

Traitement. — Instillation de nitrate d'argent à 2 0/0. Les instillations à 3 0/0 n'ont pu être supportées ; elles amenaient des hématuries).

20 avril. La malade a uriné dix sept fois pendant la nuit. Depuis qu'on lui fait des instillations, elle souffre moins. Les crises de rétention sont devenues moins fréquentes.

Le 21. Dans la nuit elle a uriné huit fois seulement.

Le 28. Depuis deux jours les crises de rétention ne se sont pas reproduites.

Le 30. Les crises de rétention redeviennent très fréquentes. Les instillations à 3 0/0 sont très douloureuses.

12 mai. La malade part un peu améliorée. La fréquence est moindre (10 fois environ pendant la nuit), mais les crises de rétention sont toujours très fréquentes.

4 juin 1894. *La malade entre une deuxième fois à l'hôpital.*

Urine toutes les dix minutes jour et nuit. Crises de rétention plus fréquentes que jamais. La malade ne peut plus dormir maintenant qu'avec la sonde à demeure.

Pas de prolapsus génital.

Parois vésicales épaissies, sensibles à la pression. La palpation de la région uréthrale est douloureuse.

On ne peut injecter plus de 40 grammes.

La vessie saigne facilement.

Après la miction, il reste encore 60 grammes environ d'urine dans la vessie.

Urines purulentes, colorées par le sang.

Fréquence (toutes les dix minutes pendant la nuit) surtout vers 3 et 4 heures du matin.

Pas de douleur pendant ni après la miction.

Reins indemnes.

Pas de sclérose artérielle ; pas de troubles oculaires ; pas de douleurs fulgurantes ; réflexes conservés.

État général assez bon.

13 juin. *Curettage vésical* par la voie uréthrale. Sonde à demeure.

On a profité de l'anesthésie pour examiner attentivement la vessie. Elle est épaissie, surtout à gauche. L'ensemble est assez souple. L'explorateur ne fait pas sentir de relief à l'intérieur de la vessie.

Le lavage donne lieu à un écoulement de sang très abondant.

Le 16. Urines très fortement colorées par le sang ; dépôt purulent très abondant au fond du vase ; pas de fièvre.

Le 21. Plus de douleur (la malade a encore la sonde à demeure). Les urines ne contiennent plus de sang depuis hier.

Dépôt purulent moins abondant. La malade se trouve beaucoup mieux.

Le 27. On enlève la sonde à demeure qui gêne la malade.

Le 30. Depuis hier matin les urines sont redevenues encore un peu colorées par le sang. Pas de douleur, mais depuis ce matin la malade urine toutes les cinq minutes.

1ᵉʳ juillet. On remet la sonde à demeure.

Le 5. Les urines ne sont plus colorées par le sang. Aucune douleur.

Le 10. La malade n'a pu supporter *la sonde à demeure* et l'a *enlevée* elle-même il y a deux jours. Les urines sont encore légèrement colorées par le sang. Elles sont bien moins troubles qu'avant l'opération. Pas de dépôt appréciable. Pendant le jour elle urine une dizaine de fois ; toutes les heures pendant la nuit.

La malade se trouve en somme beaucoup mieux qu'avant l'opération. Elle peut maintenant rester assise, marcher sans souffrir. Elle a encore un accès de rétention, le matin, vers 6 heures.

Obs. XIX. —*Cystite chronique. Grattage par l'urèthre. Amélio-*
ration peu considérable. Taille hypogastrique et curettage.
Guérison. (Battle. *A la Société clinique de Londres,*
mai 1890.)

Femme âgée de 20 ans, née de parents tuberculeux, et atteinte
elle-même de cystite tuberculeuse ; l'endoscope permit de constater à la base de la vessie une ulcération mesurant 5 centim. de
diamètre. On pratiqua *le grattage de cette ulcération avec la*
curette de Volkmann, introduite par l'urèthre ; mais l'améliora-
tion consécutive fut peu considérable. Alors, on ouvrit la vessie
par la région hypogastrique, on racla de nouveau l'ulcération
avec la curette tranchante, puis on cautérisa avec une solution de
chlorure de zinc à 7,5 p. 100. A partir de ce moment, la guérison fut rapide, et actuellement l'opérée est en très bonne
santé. Le bacille de la tuberculose n'a pu être découvert dans
le produit de raclage.

Obs. XX. — *Cystite chronique fongo-vasculaire. Curettage*
vésical par M. le professeur Guyon. *Très grande améliora-*
tion persistant un an après l'opération.

Notre maître, M. le professeur Guyon, a bien voulu nous
communiquer l'observation suivante : Il s'agit d'une jeune fille
âgée de 17 ans, habitant une ville de province, venue le con-
sulter pour des phénomènes accentués de cystite remontant à
plusieurs mois, fréquence extrême, douleur très vive pendant
la miction et hématuries très abondantes. Les urines étaient
troubles et fortement ammoniacales. L'examen de ces urines
fut confié à M. le docteur Hallé qui constata la présence de
micro-organismes très nombreux ainsi qu'une grande abondance
de débris de fongosités très vasculaires.

Pas de bacilles de Koch. Rien dans ses antécédents, soit
héréditaires, soit personnels, ne pouvant faire découvrir l'origine de cette cystite, vu l'état ammoniacal très prononcé des

urines, on pensa à la possibilité de la présence d'un corps
étranger. Des instillations de nitrate d'argent longtemps continuées restèrent sans résultat. M. le professeur Guyon se
décida alors à pratiquer le curettage vésical par l'urèthre. La
malade garda une sonde à demeure pendant douze à quinze
jours.

Cette opération amena une amélioration très rapide. Le sang
avait totalement disparu des urines au bout de quinze jours.
Plus tard, les urines furent à nouveau un peu colorées par le
sang, mais cela ne dura pas. La malade, vue il y a peu de temps,
un an après son curettage, est dans un état très satisfaisant.
Les urines présentent bien encore un léger dépôt, mais la douleur et la fréquence ont disparu.

Obs. XXI. — *Cystite chronique non tuberculeuse. Très grande
amélioration. Curettage vésical par l'urèthre*, par Verhoogen (de Bruxelles). (*Annales de la Société belge de chirurgie*,
juin 1893.)

Clémentine D. R..., 25 ans, ménagère. Depuis trois ans, à la
suite d'un accouchement, la malade se plaint de troubles vésicaux ; au début de la maladie, douleur à la miction augmentant
à la fin de celle-ci. Les douleurs ont sans cesse augmenté en
même temps que les mictions sont plus fréquentes. La malade
se lève six ou sept fois la nuit. Depuis un an, élancement douloureux à la région lombaire gauche.

Il y a six semaines, hématurie.

Actuellement, urines troubles (coloration, lavure de chair),
renfermant des hématies et des globules de pus.

Le rein droit, augmenté de volume, est très mobile et douloureux à la pression. Rein gauche normal.

Après une semaine, la douleur rénale disparaît. Le rein est
toujours mobile, mais de dimension normale.

Les symptômes vésicaux augmentent d'intensité, le besoin
d'uriner devient incessant (dix à quinze fois la nuit). Les souffrances sont intolérables.

En examinant la vessie, on trouve sur le fond de l'organe une surface déprimée, de quelques centimètres de diamètre, couverte de granulations.

15 juillet 1892. Néphrotomie exploratrice. Le rein est normal, le bassinet est dilaté mais d'aspect normal. La plaie rénale est saturée et le rein fixé à la paroi lombaire et à la dernière côte par quatre points de suture.

Le 24. La plaie lombaire est complètement fermée.

La malade se plaint de douleurs intenses pendant, avant et après la miction. Sonde à demeure.

Le 25. La malade ne supporte pas la sonde ; les urines sont purulentes et renferment du sang.

Le 28. Curettage vésical, suivi d'injections de nitrate d'argent.

Marche de la température :

> 28 juillet soir 37°,9.
> 29 — matin, 37°,6 ; soir, 38°.
> 30 — — 37°,5 ; — 37°,9.
> 31 — — 37°,2 ; — 37°,5.
> 1er — — 37° ; — 37°,3.

La malade quitte l'institut dans les premiers jours d'août.

Les mictions sont encore légèrement douloureuses, la malade se lève deux fois la nuit.

En janvier la malade ne présente plus aucun symptôme.

En mai 1893, les mictions sont devenues douloureuses. Instillations de nitrate d'argent (1/1000). Amélioration rapide.

Obs. XXII. — *Cystite chronique non tuberculeuse. Très grande amélioration. Curettage vésical par l'urèthre, par* Verhoogen *(de Bruxelles). (Annales de la Société Belge de chirurgie, juin 1893.)*

Léonie S..., 47 ans, de Furnes, ménagère. Depuis neuf ans, la malade est impotente. Elle éprouve constamment le besoin d'uriner et la miction est fort douloureuse.

Les urines sont très purulentes, la capacité vésicale est faible. Jamais d'hématurie.

Un gynécologue, ayant constaté l'existence de lésions utérines, a pratiqué l'amputation du col. Il a fait aussi des lavages vésicaux qui ne sont pas supportés par la malade. La situation ne s'est pas améliorée.

16 juillet. *Curettage vésical,* suivi d'injection de teinture d'iode. Sonde à demeure.

Température :

16 janvier, soir, 37°,8.
17 — matin, 37°,6 ; soir, 37°,9.
18 — — 37°,4 ; — 37°,6.
19 — — 37°,3 ; — 37°,9.
20 — — 37° — 37°,4.
21 — — 36°,7 ; — 37°,1.
22 — — 36°,6 : — 36°,9.

Injection de nitrate d'argent à 1 p. 100.

La quantité de pus contenu dans les urines diminue progressivement, en même temps qu'augmente la capacité vésicale,

Le 7 février, les urines sont toujours légèrement purulentes, la miction est devenue de moins en moins douloureuse. La malade qui avait gardé le lit pendant neuf ans, se lève la majeure partie de la journée. Elle rentre chez elle où l'on continue les lavages vésicaux avec une solution à 1/1000. En mai, la malade revient : ses urines sont presque absolument limpides, la miction est encore un peu plus fréquente, mais non douloureuse.

L'état général est excellent.

OBS. XXIII. — *Cystite tuberculeuse. Rein tuberculeux au moment de l'intervention. Curettage vésical par l'urèthre. Amélioration passagère,* par VERHOOGEN (de Bruxelles). (*Annales de la Société belge de chirurgie,* juin, 1893.)

J. C..., 35 ans, servante, malade depuis cinq ans, porte à la région lombaire droite une fistule profonde par laquelle s'écoule constamment du pus ; on perçoit au niveau du *rein* une *tumeur dure et douloureuse à la pression.*

Le rein gauche parait normal.

La vessie ne se laisse pas distendre et ne peut contenir que 20 grammes de liquide. La miction est fréquente, douloureuse. L'urine est très purulente. Au cystoscope on découvre sur le bas-fond vésical deux petites ulcérations grisâtres.

Diagnostic. — *Tuberculose rénale et vésicale.*

La malade ne souffrant pas du côté du rein, demande de différer momentanément toute intervention chirurgicale de ce côté et d'être soulagée de ses souffrances vésicales pour pouvoir reprendre son travail.

OPÉRATION, 10 mars 1891. — *Curettage de la vessie,* suivi d'une injection de glycérine créosotée à 1/100.

Après huit jours, l'état s'est considérablement amélioré. La malade cesse de se soigner et reprend son travail.

Après six mois, la situation est aussi mauvaise qu'avant l'opération.

OBS. XXIV. — *Cystite tuberculeuse. Pas de résultat. Curettage vésical par l'urèthre,* par VERHOOGEN. (*Annales de la Société belge de chirurgie,* juin 1893.)

Barbe V. L..., 20 ans. Depuis huit mois, les menstruations s'accompagnent de mictions douloureuses ; la malade a cessé d'être réglée il y a quatre mois. A ce moment les mictions sont devenues extrêmement pénibles et à ce point fréquentes qu'il existe une véritable incontinence. Instillations de sublimé (1/5000).

En janvier 1893, hématurie légère.

La capacité vésicale est presque nulle (quelques centimètres cubes).

OPÉRATION, le 7 février 1893. — *Curettage.* Injection de teinture d'iode. Sonde de Pezzer à demeure.

Les instillations de sublimé 1/5000 sont faites tous les jours.

Le 14 février, les douleurs ont beaucoup diminué d'intensité.

Les mictions sont moins fréquentes. La capacité vésicale est de 20 centimètres cubes.

Cette amélioration ne persiste pas, quoique l'on continue des instillations de sublimé à 1/5000. La tuberculose s'étend aux reins et la malade est actuellement dans une situation très précaire.

Telles sont les observations que nous avons pu recueillir. Pour en faciliter la lecture et mettre en évidence les résultats thérapeutiques et opératoires nous les avons résumées par ordre chronologique dans les deux tableaux suivants.

I. — Cystites tuberculeuses.

OBSERVATIONS	ÂGE DU MALADE	DÉBUT DE LA MALADIE	DATE DE L'OPÉRATION	ÉTAT PULMONAIRE ET RÉNAL AU MOMENT DE L'INTERVENTION	RÉSULTATS
— I......	22 ans.	un an.	Curet. 18 février 1891.	reins tuberculeux.	Un peu d'amélioration, mais passagère. Néphrotomie. Mort.
— II......	25	six ans.	1er Curet. 18 févr. 1891. 2e do 24 avril 1891.	reins et uretères tuberculeux. do	Amélioration pendant 1 mois seulement. Pas de résultat. — Taille hypogastrique. Néphrotomie. Mort.
— III....	34	?	1er Curet. 20 janv. 1891. 2e do 7 juillet 1891.	? ?	Amélioration passagère. Amélioration passagère. Morte un an après.
— IV....	30	?	Curet. 14 mai 1891.	tuberculose pulmonaire.	Amélioration consécutive. Morte de la tuberculose pulmonaire deux ans après l'opération.
— V......	21	huit ans.	do 31 mai 1892.	—	Pas de résultat. Curettage après taille hypogastrique. Grande amélioration.
— VI.....	42	un an.	do 28 nov. 1893.	—	Amélioration persistant 3 m. après l'opération.
— VII....	36	dix ans.	do 9 janv. 1894.	—	Grande amélioration.
— VIII...	20	trois ans.	do 23 janv. 1894.	—	Amélioration persistant 2 m. après l'opération.
— IX.....	34	quatre ans 1/2.	do 28 févr. 1894.	—	Très grande amélioration persistant 5 m. après.
— X......	22	six ans.	do 18 mai 1894.	—	Amélioration très rapide et très accentuée.
(Verhoogen) XXIII.	35	cinq ans.	do 10 mars 1891.	rein tuberculeux.	Amélioration passagère.
(Verhoogen) XXIV.	20	huit mois.	do 7 févr. 1893.	?	Pas d'amélioration persistante.

II. — Cystites non tuberculeuses.

OBSERVATIONS	AGE DU MALADE	DÉBUT DE LA MALADIE	DATE DE L'OPÉRATION	ÉTAT PULMONAIRE ET RÉNAL AU MOMENT DE L'INTERVENTION	RÉSULTATS
(Guyon) XI....	43	deux ans	1er Curet. 8 janv. 1891 2e do 30 avr. 1891	?	Amélioration passagère. Amélioration passagère; morte un an et demi après le 2e curettage.
— XII....	49	?	Curet. 14 avril 1891.	?	Amélioration.
— XIII...	25	huit mois	do 18 avril 1891.	rein droit malade	Curettage vésical et colpocystotomie. Diminution des douleurs. Néphrotomie. Très grande amélioration persistant 3 ans après.
— XIV...	36	onze ans	do 19 mai 1891.	—	Amélioration persistant 3 ans après l'opération.
— XV....	29	deux ans	do 24 mars 1893.	—	Insuccès. Cystostomie vaginale. Grande amélioration persistant 1 an après.
— XVI...	32	deux ans	do 8 mai 1893.	—	Amélioration.
— XVII..	32	dix mois	do 14 juin 1893.	—	Grande amélioration persistant 1 an après.
— XVIII.	56	huit ans ½	do 13 juin 1894.	—	Grande amélioration.
(Battle) XIX...	20	?	do mai 1890.	?	Insucc. Taille hypogastrique et curet. Guérison.
(Guyon) XX....	17	?	do avril 1893.	—	Très grande amélioration persistant 1 an après.
(Verhoogen) XXI...	25	trois ans	do 28 juillet 1892.	—	Très grande amélioration persistant 10 m. après.
(Verhoogen) XXII..	47	neuf ans	do 16 juillet 1892.	—	Très grande amélioration persistant 10 m. après.

Nous essaierons maintenant de tirer de l'ensemble de ces observations quelques remarques : 1° sur les suites immédiates ; 2° sur les suites éloignées de l'opération.

1° **Suites immédiates**. — Les suites immédiates du curettage vésical pratiqué par la voie uréthrale sont celles de toute opération bénigne.

On ne relève pas un seul cas de mortalité opératoire.

Dans aucun cas il n'y a eu d'élévation notable de la température.

Voici à titre d'exemple la marche de la température des deux dernières opérées :

1° Femme Dum... (Obs. XVIII).

13 juin soir, de l'opération = 37°.2

14 — T.M = 37° T.S = 37°.4.

15 — T.M = 37° T.S = 37°2.

16 — T.M = 37° T.S = 37°

2° Eugénie M... (Obs. X).

18 mai, opération. T.S = 37°1

19 — T.M = 37°1 — T.S = 37°2.

20 — T.M = 37° — T.S = 37°2.

21 — T.M = 37° — T.S = 37°

Le curettage vésical n'a jamais donné lieu à une hématurie de quelque importance, de même qu'il n'a jamais amené d'exacerbation des symptômes douloureux : Il agit au contraire d'une façon particulièrement efficace sur les cystites à forme hématurique et douloureuse.

2° **Suites éloignées**. — Les observations que nous avons recueillies sont, il nous semble, assez nombreuses et pour la plupart assez anciennes pour permettre de tirer des conclusions sur les suites thérapeutiques éloignées du curettage de la vessie pratiqué par la voie uréthrale.

Un fait remarquable qui se dégage de l'examen des observations, c'est l'influence de l'état pulmonaire et surtout rénal, au moment de l'opération, sur le sort ultérieur de la malade. Les cas 1, 2, 4, 13, 23 sont à ce point de vue très intéressants parce qu'ils nous montrent bien que le curettage n'a pu suspendre l'évolution de la maladie, du moment que *l'extension des lésions aux reins était déjà accomplie.* Dans ces cinq cas l'opération n'a pu être que palliative, le résultat fut seulement fonctionnel mais encore très appréciable pour les pauvres malades qu'elle a soulagées et dont elle a manifestement amélioré l'état physique et moral. Nos autres observations montrent que lorsque les reins et les poumons sont indemnes l'opération du professeur Guyon a grandes chances d'amener la guérison de la cystite.

Le nombre des malades opérées depuis le commencement de l'année 1891 s'élève à 19 (dont 10 cystites tuberculeuses et 9 non tuberculeuses). M. le professeur Guyon pratique le curettage vésical par l'urèthre depuis l'année 1889, mais nous n'avons pu retrouver dans les archives de la clinique d'observations antérieures à l'année 1891.

Voici quels sont les résultats qu'il a obtenus depuis le commencement de l'année 1891.

1° **Cystites tuberculeuses.**

Très grande amélioration (guérison apparente). 2
Amélioration persistante.................... 3
  —   passagère..................... 3
Insuccès 2

2° **Cystites non tuberculeuses.**

Très grande amélioration................... 2
Amélioration persistante....... 3
  —   passagère.................... 1
Résultats douteux (obs. XII et XIII)........ 2
Insuccès 1

Il faut remarquer que chez trois malades atteintes de cystite tuberculeuse (obs. VI, VII et IX) l'amélioration très considérable d'ailleurs, coïncide avec la disparition des bacilles de Koch des urines.

On voit donc que les résultats obtenus par M. le professeur Guyon, sont des plus encourageants, étant donné surtout que ce traitement n'a été appliqué par lui que dans les cas absolument rebelles aux moyens ordinaires de traitement.

On se rend plus aisément compte de la valeur de ce nouveau procédé quand on compare ses résultats avec ceux fournis par la méthode qui ne vise que la mise au repos de la vessie (dilatation du col, colpocystotomie, cystotomie)

Nous empruntons à la thèse de M. Hartmann les cas de cystites tuberculeuses traités par ces différents .procédés, omettant à dessein les cas de cystites chroniques non tuberculeuses, attendu que les résultats ont été obtenus à une époque où la méthode des instillations n'était pas connue comme elle l'est aujourd'hui. Il n'est pas douteux en effet que les beaux résultats obtenus par le traitement chirurgical l'auraient été tout aussi bien par les instillations au nitrate d'argent.

1° Résultats du traitement de la cystite tuberculeuse chez la femme par la dilatation du col.

Obs. I (de DEMARQUAY). — Cystite à forme névralgique. On pratique la dilatation forcée : exacerbation des symptômes.

Obs. II (de VERNEUIL). — Tuberculose rénale. Crises vésicales. Néphrectomie, dilatation uréthrale. Cessation des douleurs.

Obs. III. — Cystite douloureuse intense de nature tuberculeuse. Lésions rénales à gauche. Insuccès de la dilatation du col.

Obs. VI. (P. TEALE. *Lancet*, novembre 1875, t. II, p. 766). — Cystalgie. Incontinence. Dilatation. Morte quelques jours après.

Notons en passant que M. le professeur Guyon n'a jamais obtenu de bons résultats de la dilatation du col. Elle ne soulage, dit-il, complètement que dans les cas où la dilatation est suivie d'incontinence absolue. Deux malades curettées par la voie uréthrale et d'ailleurs très améliorées (obs. VI et VIII) avaient déjà subi la dilatation du col vésical sans en retirer aucun bénéfice.

2° Résultats fournis par la kolpo-cystotomie.

Obs. V (thèse de Hartmann). — Cystite douloureuse de nature probablement tuberculeuse (on n'a pas recherché les bacilles). Colpocystotomie. Cessation des douleurs.

Obs. IX. — Cystite tuberculeuse douloureuse. Lésions rénales. Colpocystotomie. Cessation des douleurs qui reparaissent dans la suite aussitôt que la fistule se rétrécit et cesse de bien fonctionner.

3° Cystotomies.

Howe. — Homme, taille médiane, mort plusieurs mois après de tuberculose.

Dittel. — Homme, 25 ans, cystite tuberculeuse. Pyélite tuberculeuse, soulagement notable des douleurs, mort au bout de six mois de tuberculose généralisée.

Dittel. — Homme, 17 ans. Cystite tuberculeuse douleurs intolérables. Cystotomie médiane postérieure, soulagement considérable, mort de tuberculose pulmonaire.

Verneuil, Hartmann. — Obs. XXV. — Cystite tuberculeuse, taille prérectale. Cessation des douleurs, mort dans la suite par évolution des lésions tuberculeuses.

A la lecture de ces tableaux il est facile de se convaincre que dans tous ces cas, l'opération n'a arrêté ni même suspendu l'évolution des lésions.

Indications. — Les indications qui conduisent à pratiquer le curettage vésical sont de nature différente suivant que l'on agit dans un but *curatif* ou dans un but *palliatif*.

Dans le premier cas on ne pourra espérer une guérison radicale que si les lésions sont localisées à la vessie.

Dans le deuxième cas, on se trouve en présence d'une malade atteinte de cystite chez laquelle les symptômes ont revêtu un caractère de gravité exceptionnelle; c'est ce motif qui pourra conduire le chirurgien à soulager par l'opération les souffrances de la patiente.

Contre-indications. — Nous ne dirons que deux mots au sujet des craintes émises par M. Verneuil quand il disait que l'intervention opératoire chez les tuberculeux pouvait être l'occasion d'un coup de fouet donné à la diathèse ou le point de départ d'une sorte d'auto-inoculation. Rien n'est venu démontrer que ces craintes soient justifiées, et des longues discussions qu'a soulevées à ce sujet M. Verneuil, notamment au Congrès de chirurgie de 1889, il résulte, pour la grande majorité des chirurgiens, ce fait que la seule contre-indication à l'intervention est l'imminence de l'envahissement général de l'individu. Cet envahissement peut être soupçonné lorsqu'un individu porteur d'une tuberculose locale présente un état fébrile dont la cause reste inexpliquée.

Il se dégage de notre travail que le curettage vésical pratiqué par l'urèthre chez la femme doit être préféré à la taille hypogastrique pour la cure des cystites rebelles. Il est cependant des cas (obs. V et XIX) dans lesquels la profondeur et l'étendue des lésions ou leur localisation spéciale rend ce procédé infructueux. C'est à ces cas, très rares d'ailleurs, que la cystotomie vient offrir une suprême ressource.

CONCLUSIONS

I. — Le curettage de la vessie et de l'urèthre pratiqué chez la femme par la voie uréthrale et appliqué au traitement des cystites chroniques rebelles (tuberculeuses ou non) est une opération facile, non dangereuse et efficace.

II. — On n'aura recours à cette intervention que quand les moyens ordinaires de traitement (tels que les instillations de nitrate d'argent et de sublimé) seront restés sans résultat.

III. — Certaines observations semblent permettre d'espérer une cure radicale, quand les lésions vésicales sont bien localisées et que les reins sont indemnes.

IV. — Le curettage par l'urèthre apporte presque toujours un soulagement prononcé, même quand les lésions vésicales sont étendues et que les reins sont malades.

V. — Le curettage par l'urèthre ne pouvant cependant permettre d'atteindre, d'une façon certaine, toute la surface interne de la vessie, il est des cas qui restent réservés à la cystotomie.

INDEX BIBLIOGRAPHIQUE

Battle. — Ulcération tub. de la vessie, guérison par le raclage après la taille. Insuccès d'autres traitements. *Clin. Soc. of London*, 25 avril 1890.

Bazy. — Traitement de certaines affections chroniques de la vessie par le raclage et l'écouvillonnage. *Sem. med.*, 26 juillet 1889.

J. Bell. — Traitement de la tub. ves. par la taille sus-pubienne, *J. Cutan. et genito-urin. Dis. N.-Y.*, 1892, 293-301.

Broca. — *Gaz. hebd. de méd. et chir.*, 1887, p. 468.

Callionzis. — Raclage et écouvillonnage de la vessie. *Annales des mal. des org. gén. urin.*, 1887.

Clado. — Note pour servir à l'étude de l'anatomie pathologique de la tub. vesicale, *Ann. des mal. des org. gén. urin.*, 1887.

Duplay. — Cystite chronique rebelle. Cystotomie. *Arch. gen. de méd.*, août 1883.

Duplay et **Reclus**. — Nouveau traité de chirurgie.

Eigenbrodt. — Uber den hohen Blasenschnitt. *Deutsche Zeitschrift fur chirurgie*, vol. 28, fasc. 1 et 2, 1888, p. 119 à 129.

Guyon. — Leçons cliniques sur les affections chirurgicales de la vessie et de la prostate.

— Leçons cliniques sur les maladies des voies urinaires.

— Congrès français de chirurgie, 1888 et 1889.

— Tuberculose vésicale. *Semaine méd.* 1885, p. 367.

Guiard. — *Journal de med. de Paris*, 1888, p. 340.

Hartmann. — *Cystites douloureuses*. Thèse Paris 1887.

Iversen Axel. — Uber Neubildungen in der Blase. Analysé dans le *Central Blatt für Chirurgie*, 1887, p. 457.

Malherbe. — Tuberculose vésicale, taille hypogastrique, *Ann. des mal. des org. gen. urin.* 1892.

Matile. — *Traitement chirurgical de la tub. ves.* Th. Genève 1890.

Ogier. — Th. Lyon 1892.

Payri. — *Cystotomie sus-pubienne et ses applications principales*, thèse Montpellier 1892.

Pilcher. — De la tub. vésicale ; valeur de la taille sus-pubienne pour son traitement. *N.-York med. Journal*, 5 mars 1892, p. 256.

Poncet. — *Gazette méd. de Paris*, juillet 1888.

Porter. — Ouretting the bladder for chronic cystitis, Boston M. et S. J. 1888.

Reblaud. — *Cystites non tuberculeuses chez la femme*. Thèse Paris 1892

Reverdin. — Cas de cystite tuberculeuse traitée par la taille hypogastrique et le raclage. *Ann. mal. des org. gen. urin.*, mai 1889.

Schatz. — Uber Geschwüre der Harnblase. *Centralblatt für Gynakologie*, 17 juli 1886, p. 464.

Terrillon. — Résultats éloignés des opérations pratiquées pour les tuberculoses locales devant le Congrès de chirurgie. *Bull. gen. de Ber.* 15 décembre 1889.

Verhoogen. — Traitement des cystites chroniques rebelles par le curettage de la vessie. *Annales de la société belge de chirurgie*, juin 1893.

Vigneron. — *Intervention chirurgicale dans la tuberculose du rein*. Thèse Paris 1892.

— Résultats de l'intervention chirurgicale dans la tub. vés. *Congrès français de chirurgie*, avril 1893.

IMPRIMERIE LEMALE ET Cie, HAVRE